みんなで学ぶトゥレット症候群

著

Ruth Dowling Bruun, Bertel Bruun

訳

赤井大郎, 髙木道人

星 和 書 店

Seiwa Shoten Publishers

2-5 Kamitakaido 1-Chome
Suginamiku Tokyo 168-0074, Japan

A Mind of Its Own

Tourette's Syndrome: A Story and a Guide

by

Ruth Dowling Bruun & Bertel Bruun

translated from English by

Dairo Akai & Michito Takagi

小著をすべてのトゥレット症候群の人々に奉げます

序

四年前、この本の出版の構想が持ちあがった当時は、トゥレット症候群に関する一般の読者に役に立つ情報がほとんどありませんでした。トゥレット症候群の患者や家族は、米国トゥレット協会が出しているパンフレット、ビデオ、会報から情報を得ていました。そして、この病気をさらに詳しく知るには、医学書や専門的な論文に頼らざるを得ませんでした。そのような状況の中で、私たちは医学的専門知識がない人にも理解できる本を作りたいと思いました。最近ようやく、そのような本や冊子が少しずつ出てきましたが、その中でもこの本はその意図を充分に満足させ得るものだと確信しています。そして私たちは、この本がトゥレット症候群に関係のある方々だけではなく、広く一般の方々にも興味をもっていただけるものになれば幸いだと思っています。

ルース・ブルーンは、一九七〇年代の初め、彼女が精神科のレジデント一年目の時、トゥレット症候群に興味をもちました。その後、精神医学のフェローシップを終える時、彼女は自ら希望してGさんというトゥレット症候群の患者さんの受け持ちになりました。そして、彼が入院するとすぐに診察に行きました。彼女はそれまで実際にトゥレット症候群という病気をみたことがありませんでした。しかしそれまで、その病気に関する本を読み、充分に準備したつもりでした。けれど、現実は想像以上のものでした。彼女が初めてGさんに会ったとき、彼が突然大きな叫び声をあげながら六〇cmもジャンプしたので、彼女は驚いて後に跳び退き、ドアのガラスを粉々に割ってしまいました。このように衝撃的な出会いだったにもかかわらず、彼女は、その時からトゥレット症候群の魅力に取り憑かれたのでした。Gさんは、それまで自分の病気の名前さえ知らず、その人生を左右する大きなハンディキャップをもちながらも、自らの人生を必死に歩いてきた五十代半ばの男性でした。Gさんはシャピロ博士夫妻の監視下に、当時唯一の治療薬だったハロペリドールで治療されていました。その治療効果は、本当に劇的でした。彼のチックは七五〜八五％軽くなりました。彼は妻と、教会にも映画にも行けるようになりました。今まで不可能だったささやかな楽しみを取り戻すことができたのです。しかし、ハロペリドールを開始して一年経った頃、彼の妻は、彼の取り柄だった進取の気性が衰えてきたことを訴えました。それは事実でした。チックと共に、彼は自分が持つ個性の多くを失ったのです。当時、ハロペリドールの使用法について学ばなければならないことがまだ多くあったのです。

Gさんとの出会いの後、ルース・ブルーンは何千人というトゥレット症候群の患者さんを診てきました。そして、彼女の専門家としての仕事のほとんどをこの病気にささげてきました。

バーテル・ブルーンは彼がニューヨークの神経研究所のレジデントのとき、運動障害に興味を持ちました。彼はそこで、神経伝達物質のドーパミンの不足でおこるパーキンソン病にたいするL‐ドーパを使った治療の研究に従事していました。ドーパミンの異常がトゥレット症候群の原因に関係しているのは疑いないことだったので、彼の妻がこの病気の研究をはじめた時、彼がその病気に興味をもったのは自然の成り行きでした。彼は実践的な神経学者として、運動障害、その病因、治療に興味を持ちつづけました。この本を出版するにあたり、二人の間で何度も議論が重ねられました。このような議論の過程で、トゥレット症候群という病気の理解がますます深められると共に、精神医学および神経医学の両面から、この病気に関する様々な問題が検討されました。

この本の各章は、二部構成になっていて、両者が互いに関連し合っています。第一部はトゥレット症候群の男の子であるマイケルとその家族や友人の物語です。マイケルは、私たちが経験した多くの患者さんから作り上げた架空の人物です。私たちは比較的軽症例をモデルとしました。なぜなら実際に、軽症例が多いからです。この物語の中に描かれているかなり重い症状は、トゥレット症候群という病気が多彩な症状をもっているという特徴を物語っています。第十一章は患者さんの父親によって書かれた手記を短くしたものです。

第二部は、読者に知って欲しい情報を明快で読みやすく説明したものです。本文を理解しやすくするために、挿絵、表などを入れています。本書を二部構成にしようという考えは、バーテル・ブルーンのものでした。このようなユニークな構成にすることによって、この病気が一層わかりやすくなったものと思います。

今回の出版に際して、多くの方々に、アイデア、注文など様々な面でご支援いただきました。特に、カトリーヌ・モンターグ、ローザ・ハジン博士、マーク・リッドル博士、マーシー・スペア博士、リラ・リオン博士、ロバート・カウフマン博士、ピーター・スエット、ジャネット・シプレス、スー・レヴィ - パールおよび米国トゥレット協会のペンシルベニア支部のスタッフの皆様、私たちの家族、特に、息子のトーマスとクリスチャン、オックスフォード大学出版の編集者の方々、そして、この二十二年間、私たちに様々なことを学ばせてくださった多くのトゥレット症候群の患者の皆様に感謝いたします。

一九九三年三月

ニューヨークにて

R. B.

D. B.

B.

もくじ

第一章
トゥレット症候群：概観

1

「ねぇ、今日は何を勉強しているの？」

サラ・ロックマンは息子のベッドの上にきちんと並べられた三匹のぬいぐるみとその前に置かれた世界年鑑を見つけた。その世界年鑑はページが開いてあり、『北アメリカの有名な高層ビル』という見出しがのぞいていた。彼女は、ぬいぐるみに話しかけるなんて自分でも少し馬鹿みたいと思って、自然と口元がゆるんだ。息子のマイクは、宿題も忘れ、朝食を取る時間もほとんどなく家を飛び出したのに、大好きなぬいぐるみと年鑑だけはいつも通りきちんと並べられていた。そして、学校ではうまくやっているのかしら、と彼女は考え込んだ。その日は春休みの前日だった。明日、ロックマン一家はディズニーワールドに行くことになっていた。マイクは四カ月前にこの計画を知らされてから、この日をずっと楽しみにしていた。二人の姉は前にもディズニーワールドに行ったことがあったが、彼は初めてだった。サラは、彼がとても興奮していたので、学校でじっと机に座っていることなんてできないだろう、と思った。

マイクは八歳だった。彼は三年生で、エマーソン先生が彼の担任だった。彼は先生からいつも小言を言われるとぼやいていた。先生は厳しいことで有名だったが、彼の二人の姉は先生がクラス担任だったとき何の問題もなかったし、二人とも先生が好きだった。けれど最近、サラは、マイクのことで先生からしばしば苦情をうけていた。先生の話によると、彼は授業中いつも上の空で、座席で体を小刻みに揺らしたり、声を出したり、馬鹿げたことをして注意を引こうとしている、というのだった。

サラは息子をかばいたいという気持と彼の態度を怒りたいという気持との狭間で揺れ動いていた。確かに彼は二人の姉より活発だった。朝から、しかも早朝から夜寝るまで、いつも動き回っていた。食事中もじっとせず、食器をいじくりまわしたり、椅子を前後に揺り動かしたり、突然飛び上がったりしていた。また、彼はすぐにイライラした。ときどき我慢できず、すごい癇癪をおこした。いったん癇癪がおきると落ち着かせるのに時間がかかった。けれど、姉のメリッサとエマがマイクをうまくとりなすので、そういう時には二人の姉が頼りになった。家族は彼が優しくて感受性が鋭く利発だと思っていた。彼自身も自分が悪い子ではいたくないし、癇癪をおこした後ではいつも後悔していた。だから、彼を怒ればすむという単純なものではなかった。『エマーソン先生は子どもたちの扱い方を知っているのかしら？　先生の方に問題はないのかしら？　もしかしたら、マイクに知的刺激を十分に与えていないのではないかしら？　彼は頭がよすぎて普通のクラスに退屈しているのではないかしら？』とサラは思った。

サラはこんなことを考えながら、旅行のために子どもたちの荷物をとりまとめていた。十五歳のメリッサは責任感が強くきちんとしていて、自分で荷造りをほとんど終えていた。サラはメリッサの荷造りを再確認する必要はないと思っていた。けれど、エマはそれほどきちんとしていなかった。確かにまだ十歳だということはあるのだが、メリッサがこの年頃には、もっときちんとしていた。エマは荷造りを始めていたが、二着の水着と一足のサンダルを詰めた以外は何もしていなかった。サラは歯ブラシ、ヘアブラシ、エマが夜付ける、というよりは付けるべき――普段はほとんど付けていないので――歯列矯正具など、後で彼女自身が準備すべきもの以外はすべて用意してやった。

午後三時ころ、サラはマイクの部屋に入った。『何てだらしがないんだろう！　もっと整頓するように注意しなくては…』と思った。彼女は最近パートの仕事を始めたので、気がついた時に彼の部屋のドアを閉めるくらいで、部屋の中のことは見過ごしていた　彼が一つだけ過剰に気にかけるのは、自分のベッドのことだった。シーツと毛布は決まった手順で整えなければ気が済まなかったし、ぬいぐるみは並べる順番が決まっていた。ガーフィールドを真中に、コアラのアンクル・フェスターと熊のシェリフ・アンディーをその両脇に置くのだった。そして、彼が学校に行っている間に、ぬいぐるみの動物たちが『読める』ようにと、世界年鑑を開いてその前に置くのだった。彼は彼らが新しいことを学べるように、毎日ページをめくってやっていた。そしてもし、自分がめくったページが変わっていると、彼はとても動揺した。そのことで、彼はその日一日中調子が狂ってしまうのだった。一年ほど前、彼は、自分でベッドメイクし、ぬいぐるみを『きちんと』並べる約束をした。サラは、シーツの交換も手伝わないつもりだった。マイクはそれを自分でやった。しわも作らず、折り目もきちんとつけて完璧にやった。そして、少しでもベッドが乱れていると、最初からやり直し、元通りになるまで寝なかった。

ベッドだけはきちんとしていたが、部屋の中はメチャクチャだった。衣服はいたるところに散らかっていて、その中に食べ残しのフリトス（お菓子）や飲みかけのスプライトが混じっていた。それでも、今日のサラはご機嫌だった。部屋が散らかっているのを見ても笑みさえ浮かべながら、旅行に必要なものを集めた。世界年鑑の高層ビルが載っているページをのぞいた。世界最高の高層ビルは一一〇階建てで四三六ｍもあるシアーズタワーだった。マイクはもうこのページの内容をほとんど覚えてしまっていて、寝る前にぬいぐるみの動物たちに試験をするのだった。これは寝る前の決まった儀式だった。『ぬいぐるみの動物』に試験をするというのは、サラかトムが世界年鑑に載っている内容を質問をして、マイクがぬいぐるみの動物たちの代わりに答えるものだった。もし一つでも間違えれば、最初からやり直しだった。大変疲れることだったが、サラは息子がいろいろなことに興味を持っているのを誇りに思っていた。彼の興味は尽きないようだった。息子のことを思って感慨にふけっていたとき、玄関の音で、彼が帰ってきたことがわかった。同時に、彼がいつも出す、鼻すすりと鼻鳴らしの混ざったような大きな音が聞こえた。彼女はこの音に慣れていたので、もうほとんど気にならなくなっていた。小児科のマグリー先生やアレルギーの専門医にも連れていったが、鼻すすりの原因はわからなかった。医者たちは、これは多分単なる『癖』で、黙っていればそのうちにしなくなるだろう、と助言してくれた。数年前、彼はいつも、目をパチパチさせたり、髪の毛を振り払うような仕草で頭を振っていた。こうした癖は次第に消えて行ったので、鼻鳴らしもそうなるだろうとサラは信じていた。けれど、今日の音はいつもより大きく、不自然な感じだった。『多分、学校生活に緊張しているだけで、春休みになればよくなるだろう』と彼女は思った。緊張がこうした癖を引きおこしていると思われる節があったからである。このことで夫のトムと何度も話し合ったが、彼はいつも何も心配することはないと言って安心させてくれた。彼自身も子どものときに同じようなことがあったが、そう長くは続かなかったと言った。今でも彼は、ときどき、口の端で息を吸い込むような音を立てることがあるが、誰も大して気にしていなかった。

「母さん、悪い知らせといい知らせがあるけど、どっちを先に聞きたい？」

「うーん、悪い知らせを先にして、片付けてしまいましょ」

マイクはポケットに手を入れて、手紙を取り出した。

「母さん、自分で読んでね。僕、先生の手書きの字は読めないんだ。エマーソン先生は、今日機嫌がとても悪かったんだ。みんながそう言ってたんだから、僕を責めないでね」

サラは開封し、手紙を読んだ。

ロックマンご夫妻様

拝啓
以前からマイク君の行動の問題について考えておりましたが、ご両親とご相談したいと思います。休暇が終わりましたら、お電話ください。ご相談の日時を決めたいと思います。
ディズニーワールドへの旅行を楽しんできてくださいね。

敬具
キャロリン・エマーソン

「マイク、今日何をしていたのか知らないけど、先生はそれほど困ったふうではなさそうよ。ところで、いい知らせってなんなの？」

「赤いセーターを見つけたんだ。ロッカーの中にずっと入ってたんだけど、本や物の下に隠れていて見えなかったんだ」

「それはよかったわね。きっと見つけられると思っていたわ。来週は学校のことは忘れて楽しみましょうね。ガーフィールド、アンクル・フェスター、シェリフ・アンディー、みんなバッグに詰めたいの、それともどれか一つを持っていくの？」

「全部持ってちゃいけないの？　持っていけるよ。大した場所も取らないし。一つだけじゃ、かわいそうだから、全部お願い！」

サラは声の調子で彼が本気でそう思っているのがわかった。議論しても仕方がなかった。そのことで旅行がだいなしになるのが嫌だった。「わかったわ、マイク。あなたのいいようにしなさい。でも自分で責任を持ってね」彼女は彼がそれほどまでに動物のぬいぐるみ――彼が言う『友達』――に固執するのが少し気になった。それに固執するには年長すぎた。彼には同年代の友達がいなかった。二人の姉は彼やぬいぐるみの動物と遊ぶのが大好きだった。彼はそれぞれのぬいぐるみの動物にはっきりとした個性をもたせていた。おそらく、こうした架空の友達が、今の彼には必要なのだ。

サラの期待どおり、旅行の最初の数日間は順調だった。マイクも満足げで、いつもより協力的だった。一つだけ、サラとトムを不安にさせることがあった。それはマイクの鼻鳴らしは治まっていたが、甲高い声を出しながら鼻を小刻みに動かすことが始まったことだった。見るのも聞くのもとても奇妙だった。ホテルのウェイトレスなど見ず知らずの人たちは、彼がふざけて馬鹿なことをしていると思っていたに違いないが、両親には彼がそれを止められないのがわかっていた。エマは彼を『マイキーマウス』と呼んで笑っていたが、メリッサは心配していた。「学校が始まってもあれが続いていたらどうするの？　本当に奇妙だし、友達もできないんじゃない？」とメリッサは言った。

日ごとに彼の甲高い声は大きくなり、鼻の小刻みな動きも目立ってきた。時には二、三秒ごとに、五、六回連続しておこった。混み合っている場所では、周りの人たちにジロジロ見られ、ひそひそ言われた。旅行も終わりに近づいた頃、彼は、「僕は『友達』とテレビを見ながらルームサービスのサンドイッチを食べるから、姉さんたちは両親と外食していいよ」と言い出した。みんな、少し罪悪感を感じたが、彼から束の間でも離れることでほっとするのを認めざるをえなかった。両親はマイクをなだめたり、すかしたりしながらも、本当に心配になってきた。早めに家に帰ることも考えた。でもそれは二人の姉にはかわいそうだった。そこで、マグリー先生に連絡して、マイクのことを相談した。けれど、先生も当惑するだけだった。先生が言うには、医学的に大きな問題はないので、もう少し厳しく注意すれば解決できるだろうという話しぶりだった。そして旅行の後、『マイクのような子どもたち』の問題が得意な心理のイアン・ジャンセン先生に診てもらうことを勧めた。両親は、どうしたらいいかわからなくなっていたが、学校が始まる月曜日に心理の先生に診てもらうことにした。結局、二人ともマイクの声をどうにかしなければ、学校にも行けないということで納得したのだった。

サラは姉のマリリンに相談というより助けをもとめて電話した。彼女はニューヨーク市で精神科のソーシャルワーカーとして働いていた。マイクに特別の関心を持っていたが、今までは本気になってアドバイスしてくれなかった。彼女がマイクは多動症だと思うと言ったとき、トムはとても気分を悪くしたことがあった。彼女には子どもがいないので、子どものことはあまりわからないのだと、二人は考えることにした。その後、サラはマリリンが話を聞いて、自分を励ましてくれることだけを期待するようになった。サラは、彼女がトゥレット症候群という病気について説明しようとしたときも、聞く耳を持っていなかった。サラは病気という言葉を聞いただけで怖くなった。詳しい説明は聞きたくなかったが、確かにマイクはどこか変なので、トゥレット症候群に関心を持ち始めた。

「悪い病気なの？　その病気で死ぬことがあるの？」とサラは尋ねた。

「大丈夫よ。時には奇妙だと思われるようなチックがあって、学校生活に支障がでることがあるかもしれないわ。でも、治せるわよ。トゥレット症候群について書いてあるものを送るけどいいかしら？」

トゥレット症候群は運動障害と呼ばれる神経の病気に属しています。運動障害は、動きの抑制(例えばパーキンソン病における硬直）あるいは過剰な不随意運動（例えば振戦やチック）が特徴です。トゥレット症候群をはじめとした運動障害は人類が登場したときから存在したと考えられています。医学文献的には、一八一〇年にパリでブテイュ（E.M. Bouteille）博士が出版した本『舞踏病の領域（Traite de Chorée）』の中で、彼はこうした運動障害を初めて分類しています。彼はトゥレット症候群の症状についてはこの専門書の中に記載していませんが、一八二五年にフランスの医学雑誌にイタール（J.M.G. Itard）博士が書いた『音声と把持についての運動器官の不随意運動に関する記述（Memoire sur quelques fonctions involontaires des appareils de la locomotion de la prehension et dela voix)』の中に、トゥレット症候群の一例が報告されています。この論文の中で彼はダンピエール夫人の症例をあげています。この不幸な貴婦人は七歳のときにトゥレット症候群の症状、腕や手の『けいれん』が出始めました。その後、顔や首の不随意運動が出現し、奇妙な音を出したり、意味のない言葉や、時には猥褻な言葉を発するようになりました。トゥレット症候群に特徴的なことですが、彼女の症状は悪くなったりよくなったりを繰り返し、二年間も症状が消えたかと思うと再発し、八十九歳で亡くなるまで症状の強弱が続きました。イタール博士は、猥褻な言葉の発声についても真に迫った描写をしました(実際の言葉は記載していませんが)。彼はこの症状が周囲の人たちより、むしろ夫人自身を当惑させるものだったことを観察しており、これが意志とは関係なく発せられる汚言症（後にトゥレット（Georges Gilles de la Tourette）博士により用いられた用語）の概念の発見につながりました。このような症状のため夫人は社会的に孤独で不幸な生涯を送りました。彼女は、幸い、高貴な生まれと富があったため、最悪の運命からは守られました。しかし、当時のトゥレット症候群の患者たちは辱めをうけたり、投獄されたり、魔女として焼かれるといった不幸な生涯をたどった人も多くいました。

ダンピエール夫人の例は、トゥレット博士が『チック症（maladie des tics)』と呼んで報告した歴史的な九症例の中の一例に含まれています。彼の一八八五年の論文『運動失調を特徴とし、反響言語や汚言症を伴う神経疾患の研究（Étude sur une affection nerveuse caractérésée par de l'incoordination motrice accompagnée d'echolalie et de copralalie）』――フランス人の科学者は論文のタイトルを短くすることが不得意――この論文はトゥレット症候群を独立した病気として初めて報告したものとして有名です。このような事情から、この病気の名前はトゥレット博士にちなんで名づけられました。正式な病名はこの医者の本名のラストネーム全部をとって、ジル・ド・ラ・トゥレット症候群と言いますが、米国人は便宜上、省略してトゥレット症候群と呼んでいます。

ジョルジュ・アルベール・エドアール・ブルータス・ジル・ド・ラ・トゥレットは一八五七年に生まれました。旧家だったトゥレット家はその長い家系の中で何人もの医者を出していましたが、彼の父は商人でした。彼は聡明でしたが学校では規則に従わないところもありました。十六歳でポワティエの医学校に進み、一八八一年に卒業してからパリ——当時のフランスひいては世界の医学界の中心——に移り住みました。一八八四年に有名な神経学者であるシャルコー（Jean M. Charcot）博士のインターン生となりました。シャルコー博士の講義はラジオやテレビのない当時、記者たちによりしばしば報道され、また、フロイト（Sigmund Freud）博士のような医者だけでなく、トゥレット症候群の伝記作家であるリーによれば、『芸術家や紳士気取りの連中、文学者』も聴講していたとのことです。

トゥレット博士は「マインのジャンプするフランス人」やラター（latah：マレーシアでみられる同様の例）、ミリアヒト（myriachit：ロシアにおける同様の例）に興味をそそられました。マインのジャンプするフランス人については、ベアール（George Beard）博士が一八七八年と一八八〇年に医学雑誌に書いています。彼は、マインのムースヘッド・レイク地方に住むフランス系カナダ人の木こりの中に、そのような症状の人を見つけました。その人たちは驚くと過剰にジャンプし、言葉で命令されるとすぐにそれに従うと同時に、しばしばその言葉を繰り返す（反響言語：エコラリア）のでした。このため、同僚や友人は彼らを驚かして、からかいました（僻地の伐採場には当時、他の娯楽がほとんどありませんでした）。症状には家族性があるらしく、このような人たちはムズムズ感ずると自らの症状を表現しました。

ラター——マレーシア語で「ムズムズするような」——は主に女性にみられました。驚き方のパターンやジャンプ、反響言語はジャンプするフランス人と同様でしたが、マレーシアの例では驚きの反応に伴って汚言が出ました。こうした反応がしばしばからかいの対象になったのはフランスの場合と同様でした。ミリアヒトはシベリアのヤクーツク地方に見られるものですが、あまり詳細な記録がありません。これらの三つの病気（および世界各地でみられるそれに類する記録）は今でも時々見られるもので、その原因については議論があるものの、トゥレット症候群とは区別されています。

トゥレット博士はマインにジャンプするフランス人がいるならば、ジャンプするフランス人がフランスにもいるに違いないと考えました。そこで、有名なサルペトリエール病院の病室を回ってそのような患者を見つけようとしました。結局、ジャンプするような患者は見つかりませんでしたが、奇妙な動きと異常な発声をする六人の患者を発見しました。そして、これらに別の医者が見つけたダンピエール夫人も含めた三症例を加え、ジル・ド・ラ・トゥレット症候群を報告したのでした。

トゥレット博士の最初の論文では、彼の見つけた病気がマインのジャンプするフランス人やラターやミリアヒトと、同じものではないにせよ、似たものだという考えでした。また、彼は反響言語がこれらの三つの『流行病』の基本的な症状であったため、この点を強調しすぎました。実際には、数例に軽度の反響言語がみられるだけでした。それから約一世紀を経て、ようやく反響言語がトゥレット症候群の稀な症状の一つにすぎないことがわかりました。しかし、その他の多くの点で、トゥレット博士の観察と結論は非常に的を射たものでした。トゥレット症候群の患者は精神症状が永続的に悪化することはなく、発病は子どもの頃で、男性に多く、症状はある時点までは進行性で、いろいろな症状が発生・消失してゆくことを彼は確認しました。家族性のある患者は一例に過ぎませんでしたが、彼は鋭い洞察力でこの病気には遺伝性があることを推測しました。残念なことに、その後、彼はこの病気に関する彼の正しかった考え方をいくつか変えてしまいました。精神症状の悪化が、年をとるにつれておこり、病気の原因は器質的というよりむしろ心理的なものだと考えるようになったのです。

彼の生涯は、その休むことを知らないエネルギーと常に変化する興味の対象のために、いくぶん混沌としたものでした。催眠術に関する議論に夢中になり、特に犯罪行為が催眠状態で行なわれる可能性があるといった議論に没頭しました。一八九三年に彼は、元患者である女性、ローズ・カンペに銃で撃たれました。彼女は彼が自分に催眠術をかけて精神的異常を引きおこしたという妄想にとりつかれていたのでした。幸運にも彼は傷から完全に立ち直りました。彼女はパラノイア型の統合失調症（分裂病）で、その後一九五五年に九十二歳で亡くなるまで精神病院への入退院を繰り返しました。

トゥレット博士は演劇にも大変興味を示し、パリで行なわれた劇やその上演について多くの批評――多分に痛烈な性格のものであるが――を書きました。しかし、彼の興味の中心はあくまで神経学で、特に一見治癒不可能な病気の治療にありました。彼はてんかんにブロム剤を使用することを強く唱え、それはその後数十年にわたり、より強力な抗てんかん薬が登場してからも、重要な治療薬として使われました。

四十代前半の彼の行動はさらに風変わりになっていきました。一九〇一年には病院の職を解かれ、スイスの精神病院に入院してしまい、それ以降、健康状態がさらに悪化しました。そして一九〇四年五月二日に四十六歳の若さで亡くなりました。健康の悪化と死亡の原因は『進行性神経麻痺』であり、進行した梅毒によるものでした。

二十世紀初めにはトゥレット症候群は引き続き関心を持たれていましたが、トゥレット博士のこの病気に対する考え方の変化と当時の考え方の風潮から、この病気への関心は心理学的な側面に向けられていきました。この病気の奇妙な症状に対する精神分析的な数多くの理論が出され、受け入れられていきました。その結果、様々な心理療法が行なわれました。この病気の自然経過が軽快と悪化を繰り返すのを知れば、それが偶然に軽快期に行なわれれば、心理療法が治療効果を上げたと報告されても驚くにはあたりません。

当時は、この病気の器質的異常の可能性についてほとんど真剣には考えられませんでした。トゥレット症候群の患者の解剖はまれで、脳の異常について解き明かされることはありませんでした。神経学者は治しにくいチックの治療に無力感を感じ、それを精神医学に任せてしまったのでしょう。

神経学者としてぴったりの名前をもつブレイン（W. Russell Brain）博士は、一九二八年英国の医学雑誌のランセットに、『最新の治療』というシリーズの中の一つとして『チックの治療（The treatment of Tic）』という論文を発表しました。彼の考え方は当時の考え方を代表するものだったので、有名な神経学者の言うことを疑うものは誰もいませんでした。彼はこの論文の中で、チックを『器質的な異常による動き』と混同してはならないと他の医者たちに警告していました。チックはある刺激に対する反応——例えば、子どもは結膜炎があるから目をパチパチしたり、襟がきついから首を振る——からおきると述べました。私たちはこういうことが現実におこることを知っていますが、彼はそれが子どもの両親にたいする心理的反応によって慢性化してチックになると信じていました。『例えば、子どもの意味のない生理学的な鼻鳴らしや小刻みな動きは、父親からの諭しや罰によって引きおこされる可能性がある。こうした動きが、子どもの恐怖心や憎しみ、怒りなどの感情と結び付けられてくる』その結果、『かわいそうに子どもはそのような動きを止められなくなる』と述べたのでした。

彼はチックをなくすためには、心理療法や催眠療法を使って原因を探り『意識の再教育』が必要だと述べました。そのような子どもを扱うには『家族みんなが子どものチックを気にしないようにしなければならない。また、どのような罰や叱責もやめなければならない。それでも症状がよくならなければ、別の町の親戚の家にしばらく預けたり、適当な病院に入院させなければならない』と述べました。チックの子どもには親戚にもチックの人がいることを認めていましたが、彼はこの原因を子どもが人の真似をするせいだと説明しました。『チックを真似ることは子どもにおこりやすく、近親者に同様の症状を持つ人がいることは、とりもなおさずチックの子どもを家から離して治療させるべき理由である』論文の結びで彼は早期の治療が重要で、『子どものチックは治療可能だが、大人の場合は機能的神経疾患の中でも最も治しにくいものの一つである』と結論づけました。ここで言う『機能的』とは心理的に引きおこされるということを意味します。彼は神経学者としてその鋭い洞察力に定評がありましたが、一過性チックが自然に軽快するのを彼の治療の効果だと勘違いした点では独善的でもありました。

こうした事情で一九六〇年代までは、トゥレット症候群の解明が進みませんでしたが、この頃から脳内化学物質についての理解が進み、チックにも新しい光があたるようになりました。ハロペリドールという薬が一九六〇年代前半に利用できるようになって、チックを止めるのに効果があることがわかり、トゥレット症候群には神経学的原因があることが明らかになりました。チックが神経学的原因でおこることが明らかになると、精神科医はトゥレット症候群の患者を前より注意深く診るようになりました。従来、重症の患者だけが医学研究の対象でした。治療にたずさわる精神科医にもトゥレット症候群の患者が精神病ではないことは明らかでした。また、たとえ神経症的ではあっても、その奇妙で多彩な症状を神経症だけで説明できるものではありませんでした。

さらに研究が進み、トゥレット症候群が器質的原因によるものだという証拠がたくさん出てきました。そうして、神経科医、遺伝学者、疫学者などがこの病気に興味を持ち始めました。

多くの医者はこの病気が注意欠陥・多動性障害（ＡＤＨＤ）や強迫性障害（ＯＣＤ）と関連性があることに興味を持ちました。また、別の医者はこの病気とその他の運動障害との類似性に焦点を当ててみました。一九六〇年代に、パーキンソン病が脳内の化学物質であるドーパミンの欠乏によりおこることが発見されてから、神経化学者はトゥレット症候群がドーパミン代謝のパーキンソン病とは別の異常により引きおこされるという理論に惹かれていきました。現在でもこの考えは受け入れられています。この考え方は、その当時、単純に受け入れられていましたが、三十年後の今、トゥレット症候群の原因が化学物質に関係していることが明らかになってきています。最近の脳内化学の進歩は目覚しく、近い将来この謎が解明されるに違いありません。

トゥレット症候群の研究に最も重要な影響力をもったのは米国トゥレット協会の活動です。トゥレット協会は一九七二年に設立され、これまで、そのほとんどすべてがボランティアの努力で運営されてきました。

協会のスタートはささやかなものでした。一九七二年にニューヨーク市でトゥレット症候群の子どもを持つ数家族が集まり、互いに情報を交換し、励まし合うことから始まりました。ニューヨーク州の他の地域にも同じ問題で悩んでいる人たちがいるに違いないと考え、地元新聞に連載広告を出しました。そして何人かの家族たちが集まり、その年、トゥレット協会が法人として設立されました。

　二十年間で多くの成果があがりました。米国のすべての州にトゥレット協会の支部が設けられ、やがてカナダにも作られ、世界的な情報交換のネットワークが確立されました。トゥレット症候群はメディアからも注目され、それが多くの患者が正しく診断される結果をもたらしました。

　トゥレット協会は医療従事者に対する教育にも大きな力を注ぎました。その結果、多くの医学部のカリキュラムにトゥレット症候群のことがとりあげられています。教科書は最新のトゥレット症候群に関する知見を載せるため改訂されています。トゥレット症候群の様々な側面に関するシンポジウムがトゥレット協会により開催され、世界中から医師や専門家が参加しています。また、奨学金を出すことにより研究が促進され、医療関係者のこの病気にたいする興味も大きくなっています。

　トゥレット症候群についての意識や関心が大きく高まっていることは、医学雑誌に掲載された論文の数からも読み取れます。一九四八年には、精神病についての文献五九、〇〇〇件の中で、トゥレット症候群の患者が登場するのはわずか四件でした。つまり、一九六〇年代半ばまでは、有名な心理療法士のマーガレット・マーラー博士による、たった十人のトゥレット症候群の患者の長期治療成績の報告だけが主なものでした。一九七三年に、シャピロ博士夫妻とその同僚たちが三四人のトゥレット症候群の患者のデータを公表しました。当時としては大変大きな数のデータでした。同じ頃、アブザブ博士とフロイド・アンダーソン博士は国際レベルでトゥレット症候群の患者の登録簿を作成し始めました。一九七五年の時点で、公表されたものだけで五五五人（一八八五年以降、全世界で）の登録と彼ら自身が経験した四五人の患者の記録ができました。一九七六年までにはシャピロ博士夫妻は個人的に二五〇症例を集めていました。このようにして現在までに、著名なトゥレット症候群の研究者たちは数千例におよぶ症例を集めています。

現在、トゥレット症候群はその症状だけで定義され、診断されています。体内の化学的異常や感染源の存在により同定される他の病気と違い、トゥレット症候群をはっきりと同定する検査はありません。もし遺伝的欠陥が見つかった場合には、スクリーニング検査をするだけでなく症状を引きおこす生化学的プロセスを明かにすることが望まれます。そうすることによって初めて、強迫性障害や注意欠陥・多動性障害などの『併発症』がトゥレット症候群の形を変えた本来の症状なのかどうかを知ることができるのです。また、トゥレット症候群の遺伝子を持ちながら発症しないのはなぜかとか、どうして症状に大きな差があるのかなども知ることができるようになるでしょう。患者をはじめ私たち専門家も早期発見が早期治療や効果的な治療の機会につながることを期待しています。近い将来、トゥレット症候群の原因や治療に関する重要な突破口が開かれる可能性は非常に高いと思います。現在の若いトゥレット症候群の患者が、おそらくトンネルの出口で光を切望する最後の世代となるのでしょう。

第二章 症状

月曜日の朝、サラはマイクをジャンセン先生の診療室へ連れていった。トムも行きたかったが、仕事に戻る方が大事だと考えた。彼は大きな不動産会社で働いていた。有能な会社員だったが、会社の景気はよくなかった。休暇を取るのもためらわれるほどだった。景気はさらに悪くなっているようだった。でも、サラがグラフィックデザイナーとしてパートに出たおかげで、家族旅行に行けるくらいのゆとりができた。

ジャンセン先生の診療室はいろいろな科の診療室が集まっている新しいガラス張りのビルの中にあった。案内係がエレベーターで六階に行くように教えてくれた。マイクはこのビルがとてもきれいだと思った。ディズニーワールドのホテルのようだとも感じた。エレベーターの中にはバックグランド・ミュージックが流れていた。彼は音楽に合わせてハミングしていたので、甲高い声を出すことはなかった。でも、少し心配だった。両親は注射をするわけではないし、ただ先生と話をするだけだよ、と言ってくれたが、心理療法士とはどんなことをする人かよくわからなかった。

ジャンセン先生の診療室のベルを鳴らすと、インターフォンで名前が呼ばれ、ビーと音がして誰もいない待合室のドアが開いた。壁面には大きな水槽が置かれ、ブクブク、ゴボゴボ音がしていた。水槽の中にはエキゾチックな生き物がたくさんいた。いろいろな色のイソギンチャクが触手を動かし、ウニやカニやヒトデが水槽の底でうごいたり、ガラス面にへばりついていた。

「キーキーワウ、これキーキーはいけるぞ、キーキー」水槽の生物を見ながらマイクは興奮し、甲高い声は大きく、強くなり、顔の筋肉がけいれん様に動き出した。その時ちょうど、ジャンセン先生がドアを開けてあらわれた。サラとマイクを見て立ち止まった。サラは『ちょうどよかった、ジャンセン先生にマイクの症状をよく見てもらえたわ』と思った。マグリー先生はマイクのチックがひどい時を実際には見たことがないので、サラがいくら話しても、それをわかってもらえていないと、思っていた。

ジャンセン先生はまだ四十前にみえる若々しい人で、茶色のカーリーヘアーをアフロスタイルに刈りこんでいて、もみあげが長かった。カジュアルな中にも上品なシャツとズボンを身に着けていた。サラは直感的に不信感と毛嫌いを感じたが、初めからそんなことではいけないと自分に言い聞かせた。彼女はこの予約をとても心配していた。先生からマイクの問題の原因は両親にあるといわれるのが怖いと、サラとトムは互いに話していた。マイクに悪いことをしたという思いはないが、頭の中でいろいろな可能性を考えてみた。マイクは二人の姉より緊張しやすい性格だった。もしかしたら、もっと細かく面倒を見てやらなければいけなかったのだろうか、それとも過保護にしすぎたのだろうか。昨日、家に戻ってからは旅行道具の荷解きや後片付け、さらには二人の姉を学校に行かせるのに忙しく、マイクに対してイライラしていた。郵便物にさっと目を通し、重要そうな手紙を開けてみるだけで精一杯だった。マリリンからの手紙も見つけたが、後で見ようとそのままにしていたので、彼女が言っていた何とかいう名前の病気のことも、ほとんど忘れてしまっていた。

ジャンセン先生は自己紹介の後、マイクと話し始めた。二人で一緒に水槽を見ながら、先生はマイクに、この水槽には海水が入っていて自然の働きでバランスがとれているとかいうようなことを説明していた。先生がマイクに向かって「どうしてそういう声を出すのかな？　いつもそうしているの？」と聞くまでは、サラは先生の言うことに注目していなかった。マイクは肩をすくめただけで、再び水槽の方に目をやった。ジャンセン先生はサラに向かい「マイク君と私は診察室で話をしますから、待っている間にこの質問表に答えておいてください」と言った。先生は数ページもある質問表を渡し、マイクをさっさと診察室に連れていった。

サラは待合室で四五分間ほど座りながら、マイクの生活面やサラ自身そして家族のことについての質問に答えを書きこんでいった。マイクと先生が診察室から出て来た時には、二人とも機嫌が悪かった。ジャンセン先生はマグリー先生と相談して、また、できるだけ早くご両親にお目にかかりたいと言った。サラは今この場で少しでも先生と話したいと思った。けれど、先生には、もう時間がないという話なので、木曜日の午後六時に予約を取り、マイクと帰途についた。彼の甲高い声は完全に治まっていた。まだ、鼻にしわを寄せてはいたが、声はほとんど聞こえなかった。サラはマイクにそのことを敢えて言うべきかどうか迷った。ただ、ジャンセン先生のことをどう思ったかだけ聞いた。

「先生は嫌い。もう来たくないよ。また来なさいなんて言わないでね。もうこれ以上声は出さないから、先生に会う必要はないよ。止めようと思えばいつでも止められるんだ」とマイクは言った。

「でもマイク、止められないって言ってたじゃない？　それが嘘だったとでもいうの？」

「そうじゃないんだ。止められるんだ。具合の悪いところはどこもないから、明日から学校にいきたい。いいでしょう？　僕が学校に行きたくないとでも思ってるなんて考えないで。本当に違うんだから」彼はエレベーターの中で地団太を踏んだ。そして、エレベーターを降りるやいなや、ビルの外へ飛び出して駐車場へ向かった。サラが車に戻った時、マイクはすでに後部座席の真中に陣取っていた。今彼とこれ以上話しても、明らかに意味のないことだった。

翌日、両親はマイクを恐る恐る学校へ連れていった。音楽の授業のあい間に、エマーソン先生と会う約束をしていたからだ。ジャンセン先生に見てもらってから、マイクは鼻をピクッとさせたり顔をしかめたりすることが多くなったが、両親の前では声を出さなくなった。けれど、シャワーを浴びる時などのようにサラが近くにいるのに気づかない時には、大きな甲高い声を出していた。彼は引きこもりがちで、怒りっぽく、とげとげしくなった。両親もマイクの態度のこうした変化にただただ困惑するだけだった。もし、本当に声を止めることができるのなら、今までわざとしていたのだろうか。もしそうなら、マイクは本当は困っていないのだろうか。確かに、これは普通の子どもの問題ではなかった。両親は彼を学校に行かせるべきかどうか迷ったが、とりあえず行かせることにした。

両親がエマーソン先生に会うと、先生はスクール・カウンセラーのボニー・ハーン先生を紹介してくれた。サラは「エマーソン先生もマイクに大きな問題があると考えているんだわ」と思い、気持が動揺し、落ち着かなかった。トムがまずエマーソン先生とハーン先生に休暇中の出来事を話し、それから、心理療法士のジャンセン先生に診てもらったことを話した。彼がマイクの話をしている間、エマーソン先生とハーン先生は互いに目でうなずきあっていた。彼の話を聞いた後、エマーソン先生が、マイクを長く見てきて、彼の『奇妙な』行動を心配しているのだと切り出した。鼻すすりを始めた時、エマーソン先生が鼻をハンカチでかみなさいと言ったら、マイクは風邪じゃないと言ったというのだ。当時、先生はサラにも聞いてみたが、風邪もひいていないし、アレルギーもないという返事だった。鼻すすりが鼻鳴らしに変わった頃、先生はマイクが注意を引くためにわざとしているのではないかと思った。ところが、そのうち、彼はいつもポケットティッシュを持ち歩き、友達にはアレルギーがあるんだと言っていた。先生はサラにもう一度アレルギーの有無を確認して、マイクが自分の問題を隠すために色々な言い訳をしているのがようやくわかってきた。音がはっきり気づかれるようになると、彼はいっそう落ち着かなくなった。その一方で、先生が用事などを言いつけて、教室から短時間でも出してやると、戻ってきた時には前より落ち着いているようだった。また、鼻鳴らしが大きくなってきたような時にも、マイクが教室を出て戻って来た直後には、とても軽くなっていることに気がついた。

エマーソン先生は、前にもマイクと同じような生徒を受け持ったことがあり、その子はトゥレット症候群という病気だった、と言った。両親はすぐにこの言葉に反応した。

「お姉さんが言ってた病気じゃないか」とトムが言った。

「確かにそうだわ。先生、それについて詳しく話していただけますか」

「はい、そのために今日はハーン先生に来ていただいたんです。私より彼女の方が専門ですからね」

ハーン先生は微笑みながら「どうぞボニーと呼んでください。子どもたちは皆そう呼んでいます」と言った。サラはこの心理の先生とジャンセン先生との違いに驚いた。この女性は自然な態度で、とても話しやすかった。

「私はこの病気の専門家ではありませんが、この病気を持つ三人の生徒を見たことがあります。その子たちの症状はみな違っていました。ここにそれについて説明したパンフレットがあります。この病気は比較的珍しく、心理的な原因ではなく、神経学的な原因でおこるものです。主な症状はチック、すなわち、身体のいろいろな部分の動き、または、音声器官の動きで、音が出たり、言葉さえ出ることがあります。私は、エマーソン先生ほどマイク君のことを長く見てきたわけではありませんので、最初、彼の鼻すすりや鼻鳴らしがチックかどうかわかりませんでした。でも最近出はじめた声や顔のチックのお話をうかがって、彼はトゥレット症候群ではないかと思い始めました。そういう症状はトゥレット症候群に特徴的なものなんです」

「でも、先生、マイクは声を止めたければ止められるんです」とトムが言った。

「はい、不思議なことですが、トゥレット協会のこのパンフレットによれば、トゥレット症候群の子どもたちの多くは、しばらくの間ならチックを抑えることができると書いてあります。今診てもらっている先生にこのパンフレットをお見せになって、ご相談なさったらいかがでしょうか」

「わかりました。サラと私は今週末にジャンセン先生に会うことになっていますから、そうしてみます」

「そうですね。もしご両親やエマーソン先生からこれ以上ご質問がなければ、私はこれで失礼します。九時半に子どもとの約束がありますから」

両親は先生に別れを告げてから、音楽の授業をのぞいてみた。マイクは教室の後ろに座って、ムッツリした表情でタンバリンを打っていた。両親の方は見ない振りをしていた。

✕　✕　✕

トゥレット症候群の遺伝的欠陥は、まだ、解明されていません。また、検査で生物学的な異常を見つけることもできません。したがって、この病気は症候群に分類され、診断は症状の分析だけで行なわれます。血液検査やCTスキャン、脳波などの検査により、医学的情報を増やしたり他の病気の可能性を除外できますが、それによってトゥレット症候群の診断を下すことはできません。

一九八七年米国精神医学会発行の精神疾患の分類と診断の手引き（DSM‐Ⅲ‐R）ではトゥレット症候群の定義は次のようになっています。

1．複雑運動チックと一つ以上の音声チックが病気の期間のある時期に存在すること。ただし、両者が同時に発生する必要はない。
2．チックが一日のうちに複数回おこり(発作的に)、ほとんど毎日ないし間欠的に一年以上続く。
3．チックの発生部位、一回の数、頻度、複雑さ、強度が経過とともに変化する。

4．発病は二十一歳未満。

トゥレット症候群の他にＤＳＭ‐Ⅲ‐Ｒにはチック障害が三つに分類されています。一過性チック障害の定義は次のとおりです。

1．単純または複雑な運動チックあるいは音声チックが存在すること。
2．チックは一日のうちに複数回おこり、ほとんど毎日二週間以上一年未満続く。
3．トゥレット症候群または慢性運動チック障害または慢性音声チック障害の既往症はない。
4．発症は二十一歳未満（症状の出現が単発性か反復性かを特定すること）。

この定義は現実的には紛らわしいものかもしれません。大抵の医者は、一過性チックは一年未満で自然になくなってしまうと解釈してしまいます。もし、『反復』するとしたら、一過性チックは一年未満でなくなっても、それが反復しておこりうるのでしょうか。私たちの経験では、多くの患者が様々に変化するチック（運動チックと音声チック）を持っており、それらの症状は短期間出現し、その後何カ月も何年も消えた後、また、再発するのです。

ＤＳＭ‐Ⅲ‐Ｒによると慢性チックの定義は次のようになっています。

1．運動チックまたは音声チック、どちらか一方が病気の期間のある時期に存在すること。
2．チックは一日に複数回おこり、ほぼ毎日または間欠的に一年以上続く。
3．発症は二十一歳未満。

『その他の特定できないチック障害』という四つ目の分類は、上記三つの分類のどれにも当てはまらないもので、例えば、成人になってから発症するようなものです。薬や毒物や他の病気によっておきるチックは、今まで述べたすべての分類から除外されます。

これまで述べた分類は有用ですが、これらの分類は経験に基づいたものだということを理解しておかなければなりません。精神疾患の分類と診断の手引きの一版と二版である一九五二年発行のDSMと一九六八年発行のDSM‐Ⅱでは、チック障害を分類したり、定義していませんでした。一九八〇年発行のDSM‐Ⅲではトゥレット症候群の発症年齢を二歳から十五歳とし、複雑音声チックがあることをその条件としましたが、診断基準にチックの頻度は含めていませんでした。

一九九四年に発行されたDSM‐ⅣはDSM‐Ⅲ‐Rの基準とほとんど違いがありません。ただ上記三つのチック障害の発症年齢が十八歳未満に引き下げられています。また、トゥレット症候群の定義は、運動チックと音声チックとが一年以上あり、チックがない期間が二カ月未満となっています。

十四年間に何度も変更されたことからも明らかなように、一過性チック、慢性チック、トゥレット症候群の区別はあくまでも経験的なものであり、今後それぞれの疾患の遺伝学的要因および生物学的原因を確認する必要があります。

血液検査や画像検査からはトゥレット症候群かどうかはわからないので、患者を注意深く観察し、過去の病歴（加えて、診察室では見られないかもしれない現在の症状）と照らし合わせることで、正確な診断ができるようになります。

トゥレット症候群を理解するには、まずチックとは何かを知らなければなりません。DSM-Ⅲ-Rによればチックとは、『不随意な、突発する、素早い、頻発する、リズムのない、反復する動きや発声である。それは、抑えがたいものとして経験されるが、ある一定時間は我慢できる』。この定義の最も紛らわしい点は、『不随意』と言う言葉です。常識的には、不随意運動はコントロールしたり止めたりすることはできないと考えられます。しかし、チック障害のほとんどの患者は、ある程度まで動きを抑えることができます。同じような例として、反復するくしゃみをあげることができます。くしゃみは我慢すれば短時間止めることができますが、くしゃみの衝動がなくならなければ、長時間止めていることはできません。くしゃみを数分間我慢した人が、ついにくしゃみをしてしまうことを考えてみればよくわかります。こうしてその後、またその衝動が高まるまでは、安心していられます。患者はチックすることの必然性を呼吸することになぞらえています。彼が言うには、息はしばらくは止められますが、ずっと止めていることはできません。では、呼吸することはいったい不随意なのか、あるいは随意なのでしょうか。患者は、まるで私たちが自然に呼吸するように、意識も何の努力もなしにチックをします。また、患者によっては一つひとつのチックを強く意識して、常に抑えようとするものもいます。このように、『不随意』という言葉が混乱の元になるので、代わりに『非自発的』という言葉を使うことが考えられています。まだ、この言葉が一般に受け入れられるかどうかはすぐにはわかりませんが、考えてみる価値は十分にあります。

不随意または非自発的の他に、チックは、突発する、素早い、反復する、リズムのない、常同的なものです。これは、すばやい動き、例えば目をパチパチしたり肩をピクピクするようなことが、不規則に繰り返されますが、それが同じような動きであることを意味します。

チックはさらに単純チック、複雑チックおよび運動チック、音声チックに分類されます。単純運動チックは、例えば、目をパチパチさせたり、口をすぼめたり、目をぐるぐる回したり、頭を振ったり、肩をピクピクさせたり、手をくねらしたり、腹筋を急に硬くしたり、足でキックするような動きです。単純運動チックは最も典型的なチックで、すべてのチック障害に現われる症状です。それは一つの筋肉群だけに生ずる、基本的な動きです。

複雑運動チックは複数の筋肉群が関係し、それらが互いにある連続性をもって動きます。複雑チックには基本的に二つの種類があります。一つは単純チックが意味のない一連の動きとして繰り返し生ずるものです。例えば、あごに触ってから胸にさわり、肩をすくめるとか、目をぎゅっと閉じ、あごを突き出し、それから、あごを胸につけるなどのように毎回、同じように連続した動きが繰り返されるものです。もう一つのタイプは、一見目的があるかのように見える組み合わされた一連の動きです。例えば、しゃがみ込んで、後へ跳んだり、あるいは歩いたり、服をひっぱりながらグルグル回るといったものです。こうした複雑チックはわざとしているようにみえますが、それをしている人にとっては、特別の意味はないのです。

　単純音声チックは短い時間、断続的に音を出すことです。典型的な例は鼻すすり、咳払いあるいは吠えるような甲高い声を出すことです。これらの音は音声器官のチック的な動きによって引きおこされ、何か意図をもってやっている訳ではありません。

　複雑音声チックは人々をもっと困惑させるものです。それは一つの言葉や組み合わされた言葉を繰り返して言うことです。汚言症（コプロラリア）、つまり、猥褻な言葉や不謹慎な言葉を言うことは複雑音声チックの一例です。汚言症があることでトゥレット症候群の診断はほぼ確定しますが、重要なのは患者のせいぜい三分の一程度しかこの症状をもたないということです。汚言症では、会話の内容と直接関係のない不謹慎な言葉が突然に発声されます。例えば、『これから、クソ、犬と散歩に、クソ、行く』（『これから犬と散歩に行く』ではなくて）。汚言症のある患者はできるだけ長くそれを抑え、一人になったときにそれを一気に吐き出すこともあります。また、不謹慎な言葉を不明瞭に発音したり、少し変化させたりする場合もあります（『ファック』を『バック』と言うように）。複雑音声チックをもっている多くの人は、もっと差し障りのない言葉、例えば『ママ』や『ハニー』などの特に意味のない言葉や『あのー』といった間投詞を何度も会話の途中に入れます。これらは適切にも聞こえますが、実はそう何度も繰り返す意図があって発声しているのではありません。重症の複雑音声チックの人の中には、いつも頭の中に浮かんでいる考えを表出するかのように、長い語句や文を発声することがあります。

他人を非常に驚かす複雑運動チックに、汚動症（コプロプラキシア）があります。これは下品な身振りが不随意的に出るものです。『中指を立てる（くそくらえ）』のは、よくみられる一例です。その他の汚動症的な身振りとしては、例えば、自分の性器をつかんだり、他人の胸や性器に手をのばしたりすることがあります。これらの行動は周囲の人々を困惑させる上、トゥレット症候群を知らない人にとって、そう簡単に理解できるものではありません。

その他の複雑運動チックには、自虐的・自傷的な行為があります。例えば、自分の唇を噛んだり、自分を叩いたり、かさぶたをはがしたり、肩を鳴らしたりするような行為です。こうしたタイプのチックは痛みなどの感覚がおきるまで繰り返されます。

最近は『感覚』チックとよばれるタイプのチックに注目が集まっています。感覚チックは、局所的に不快な感覚が繰り返しおき、運動チックや音声チックを出すことで多くの場合それが和らぎます。例えば、のどにムズムズした感覚がおき、それが音声チックを引きおこしたり、ある筋肉を繰り返し伸ばさなければ気が済まないような感じがします。感覚チックはあまり注目されていませんでしたが、私たちの経験からすると、とてもよくおきているものです。

複雑チックと強迫的な衝動とを区別するのは多くの場合難しいことです。強迫症状は多くの場合トゥレット症候群に併発しており、トゥレット症候群の症状の一部とも言えます（第六章の遺伝と第七章の強迫症状を参照）。運動チックと強迫行為や感覚チックと強迫観念を区別することは薬を選択する上で重要であり、医者にとって非常に難しいことですが、同時に非常に大切なことです。

ジストニックチックは、ゆっくりとした持続的な動きであり、これにも単純チックと複雑チックがあるようです。他のチックと同様に、それらは反復的で常同的なものですが律動的なものではありません。ジストニックチックの例には、目蓋をギュッと閉じたり、首をゆっくり回したり、歯を食いしばったり、歯軋りしたり、一定の姿勢を不自然に長く続けるものがあります。これらのチックについての文献はほとんどありませんが、私たちの経験では、普通のチックと併存して、ごく普通に見られます。

トゥレット症候群に関するその他の症状としては、反響言語―聞いた言葉や音を繰り返す、反復言語（パピラリア）―自分の言った言葉や音を繰り返す、反響動作（エコプラキシア）―見た動きや身振りを不随意的に真似る、精神的汚言症（メンタル・コプロラリア）―卑猥な言葉を払いのけられず繰り返し考える、汚書字症（コプログラフィア）―強迫的に不適切な言葉や卑猥な言葉を書くことなどがあります。

トゥレット症候群の患者にみられる現象として『メンタルプレー』というものが最近、取り上げられています。これもこの病気に詳しい人にはよく知られていたありふれた症状ですが、今まで一つの症状として名づけられたり記述されたりしたことはありませんでした。強迫性障害の症状である繰り返し数を数えざるをえないことなどとは違い『メンタルプレー』は楽しい意図的なものとして行なわれます。それは視覚的、聴覚的、認知的な言葉や数に関係したゲームです。例えば、言葉を変えたり分けたりして新しい言葉を作ったり、頭の中で数字ゲームをして楽しんだり、目をいろいろな方向に動かし横目で見て、視覚的に物のイメージを変えて見ることなどがあります。

症状がどんなに異常であっても、その症状によって動揺させられるのは、家族や友人以上に患者自身であることを心に止めて置かなければなりません。チックを『止める』ことはある程度はできますが、その努力は非常に疲労を伴うものです。トゥレット症候群の人たちは、学校や職場でチックを必死に抑えているので、安心できる自宅に帰るとチックを一気に出すことになります。チックが家で頻発するのは、家で神経過敏になるからではなく、まったくその逆の理由からなのです。

チックを完全に抑えるのではなく、それをある程度我慢したり、カムフラージュすることがあります。例えば、首振りのかわりに髪の毛を振り払おうとしているように見せかけたり、咳払いをアレルギーのせいだと思わせたりするのです。

チックは、はっきりとした原因がなくても、その程度がしばしば変化します。新しいチックがいつのまにか出てきて、今までのチックがなくなってしまうこともあります。一、二種類のチックが比較的長く続いて、それが、そのトゥレット症候群の患者の特徴的なチックとなっていきます。興奮、ストレス、緊張が高まったときには、チックが悪化します。つまり、休暇、試験、家族や仕事上の問題があるとき、月経時、風邪の頭痛やいろいろな病気のときには、チックがひどくなります。

リラクゼーションは両刃の剣です。前に述べたように自宅で一人になったり、安心するとチックはおきやすくなります。一方、患者がリラックスすることで、チックが軽くなります。極度に集中しているときには、チックが軽くなったり、時にはまったく止まってしまうこともあります。例えば、重症の音声チックの俳優でも、舞台に立っているときはまったくチックが出ないこともあります。そして、舞台が終わった途端に、チックが一気にでてきます。

第三章 診断

サラとトムはその日の午後をそれぞれのオフィスで過ごしたが、仕事には集中できなかった。昼休みに電話で話し合い、トゥレット症候群の情報をもっと集めることにした。ハーン先生がくれたパンフレットにはマイクと同じ症状がよく書かれていたが、二人ともそれを素直に受け入れる心の準備ができていなかった。病気について書かれたものを読むと、自分や自分の子どももその病気ではないかと考えやすいものだ、とトムは思っていた。彼の親友のミッチが医学部に通っていた頃よくそんなことを言っていた。ミッチは医学の勉強をしているとき、自分が数週間ごとに新しい病気になったような気がしたことを、冗談混じりに話してくれた。

サラと電話で話した後、ミッチのことを考え始めた。彼に電話して、トゥレット症候群のことを聞いてみるのも名案かもしれない。ミッチは皮膚科だがトゥレット症候群について何か知っているかもしれないし、久しぶりに話をするのもいいもんだ。長年、親友として付き合ってきたが、彼がカリフォルニアに移ったため、最近、音沙汰がなくなっていた。

彼の秘書と少々やりとりをして、やっとミッチが電話口に出た。

「もしもし、トム?」

「やあミッチ、忙しいかい?」

「いや、大丈夫だよ。久しぶりだね。元気かい?」

「ああ、元気だよ、ミッチ。ほんとに久しぶりだね。スーザンやダンも元気かい?」

「みんな元気だよ。メキシコのアカプルコへ旅行に行って来たばかりでね。僕はゴルフを楽しんだし、ダンはスキューバダイビングを覚えたよ。トム、今仕事中だけど、何か特別な用事でもあるのかな? 話すのは楽しいんだけど…」

「いや、実は聞きたいことがあるんだ。トゥレット症候群について詳しいかい?」

「トゥレット症候群? ああ、汚い言葉を吐いたり、叫び声をだしたりする病気のことかな? 街でそう言う人を見たことがあるだろ? テレビ番組の『ロサンゼルス弁護士事務所物語(LA Law)』でもやってたよ。医大のとき一例診たことがあるけど、ちょっとショックだったよ。それ以上のことは知らないけど、どうして興味があるんだい?」

トムは突然腹が立ってきた。この病気はそんなに簡単に扱われるべきじゃない。ミッチもマイクの行動が冗談だとでも思っているんだろうか？

「ミッチ、実はマイクにその症状が出てるんだ。目をパチパチしたり、鼻をすすったり、首を振ったり、最近はいろいろな音を出しているんだ。アレルギーがないことは、わかってるんだが…」

「よせよ、トム」とミッチは笑った。「誰がそんなことを吹き込んだんだ。マイクはいい子だよ。そんな病気をもってるとは思えないよ。単に、一過性のチックがあるだけだろう。お前もチックを持ってたのを忘れたのかい。六、七年生の頃、いつもおかしな音を立てていたのを覚えてるぞ」

「ああ、そうだったな、ミッチ。でもマイクのはひどいし、学校でもトゥレット症候群かもしれないといって、トゥレット協会で出しているパンフレットをくれたんだ。それにはほとんどのトゥレット症候群の人には汚言症はないと書いてあるし、甲高い声については何も触れてないんだ…」

「小児科の先生は何と言ってる？　学校の保健婦さんかなんかが、バカバカしい考えをしているのに、いちいち付き合って、そんなに心配しなくてもいいんだよ、トム」

「そうだな、過剰に心配しすぎたようだ。仕事中邪魔して悪かったよ。週末にもう一度電話するよ。積もる話もあるし。僕も仕事に戻らなくちゃ…」

「ＯＫ、そうしてくれ。近いうちに会議でそちらの方に行く予定があるんだ。その前後にまた会えるかもしれない。日程が決まったら連絡するよ。とりあえずは、心配しないで、トム」

「ああ、もちろん、君の言う通りだ。来る時は知らせてくれ。じゃあ、また、ミッチ」

トムは受話器を置くのを待ちきれなかった。マイクがトゥレット症候群ではないという方向に考えが傾いていった。

サラは家に帰ると手紙の後半に目を通した。姉のマリリンからの手紙の中に『奇妙な行動――それはトゥレット症候群かもしれません』という記事から引用した部分があった。それをゆっくりと注意深く読んでみた。なるほどと思うことばかりだった。偶然だが、それはまばたきをしたり鼻すすりをするマイケルという名の子どもの話だった。この記事の内容はとても心を打つものだった。そして、これこそ自分たちが捜し求めていた答だとも思った。マグリー先生がまだ診療所に残っていて欲しいと思いながら、すぐに電話した。幸い先生はまだ残っていた。けれど、サラがトゥレット症候群についていろいろ勉強したと言っても、また、先の記事やスクール・カウンセラーがくれたパンフレットにも関心がなさそうだった。先生は自分がトゥレット症候群のことをよく知っているといい、マイクはそうではないと請け負った。

マグリー先生は「実は、昨日、ジャンセン先生とマイク君のことを相談しました。彼にはいろいろな治療が必要で、しかもすぐに始めなければいけません。そうしないと、本当に大変なことになるかもしれないと思っています。彼を入院させたくないでしょう、ロックマンさん。ジャンセン先生の言うことをよく聞いてください。彼はこういう問題の専門家です。御家族にも治療に参加していただきますよ」と言った。

再び、サラはパニックになった。でも、今度は怒ってもいた。確かにマグリー先生は、今までマイクが病気の時にはよく診てくれた。けれど、今回の問題についてはマイクを診るのがいやなので、ほかの先生に任せようとしているようにみえた。それに、サラもマイクもジャンセン先生が嫌いだった。マイクは嫌いな先生にかかれるかしら？　とりあえず、ジャンセン先生の意見も聞くことにしたが、同時に、明朝、トゥレット協会に電話して別の先生を推薦してもらえるかどうか聞くことにした。

その日の午後、マイクは学校から帰るとすぐに自分の部屋に入ってしまった。その日の学校での出来事については「大丈夫だよ」と言っただけで、なにも話そうとしなかった。サラは子ども部屋の前に立ち、しばらく、聞き耳を立てていた。ニンテンドウのゲームの音と共に、前にも増して甲高い声が聞こえた。夕食の時には黙ってすわって、できるだけ早く食べた。その上、宿題がたくさんあるからお先に失礼します、と言ってさっさと自分の部屋に戻ってしまった。

メリッサは皮肉っぽく「マイクは病気に違いないわ。今まで、失礼するなんて言ったこともないし、宿題に興味を持つなんてなかったでしょう」と言った。

サラは心配して彼の後を追い、声をかけた。

「母さん、一人にしておいて。大丈夫だから」

夕食後、ようやくサラとトムは二人きりで話ができた。ほかの先生にも診てもらうことでは意見が一致したが、ジャンセン先生の言うこともまず聞いてみることにした。

木曜日の夜、マイクの問題についてジャンセン先生の話を聞きに行った。トゥレット症候群の情報を先生に見せたが、先生はほとんど目もくれずに横に置いた。そして、『トゥレット症候群』はよく知っていると自信たっぷりに言った。そして、マイクは今トゥレット症候群でないが、きちんとした治療を受けないとそうなる可能性もあると説明した。それから、心理療法をすすめた。先生が一週間に二回マイクと会い、三回目をマイクと両親、そして可能なら二人の姉と会うことになるだろうという話だった。チックは『幼児がえり』の表出で、つまり彼には抑圧されているたくさんの葛藤があるのだという説明だった。多分、彼は二人の姉に劣等感を持っていて、自分の男らしさを表現できないでいるのだろう。両親に受け入れられないことを恐れて、怒りを両親にぶつけることができないのだ。だから、これは家族全員が『責任をとる』必要がある問題なのだ。きっと『一、二年』で彼は怒りをもっと適切な方法で表に出すことを覚えられるだろう。今、心理療法をしなければ、彼は『症状が悪化して入院しなければならなくなるかもしれない』と先生は予想した。先生は薬による治療には反対だった。薬は子どもには不適当で『マイクの問題をさらに深くしてしまう』だけだと信じていた。

サラとトムは黙って聞いていた。そしてジャンセン先生に、お話しくださった治療法についてはゆっくり考えてみますが、別の先生にも診ていただいてから、最終的にどうするかを決めたいと思いますと伝えた。ジャンセン先生がマイクの病気をよく理解していないのは明らかだった。マイクは、怒りを表に出すのを恐れているのではなかった。先生は、彼がしばしば癇癪をおこすのを何と考えているんだろう？　そうは思う一方で、両親は自分たちにもマイクの問題に責任があるのかもしれないと少し心配だった。

一週間後、トゥレット協会が紹介してくれたマリア・ホール先生のところにマイクを連れていった。ホール先生は近くの町の大きな病院の小児神経部長をしていた。病院の一隅にある先生の診察室は、明るく快適な雰囲気で、受付の人もとても親しみやすかった。掲示板にはトゥレット症候群の患者や家族をトゥレット協会の支部会に案内するお知らせが貼ってあった。待合室にはおもちゃがたくさんあり、両親にはコーヒーが出された。

二〇分ほど待っていると、ホール先生が息を切らせて駆け込んできた。それまでマイクは音を出していなかったが、先生がドアをあけると甲高い声を上げた。先生は遅くなったことを詫び、皆を診察室にいれた。

マイクは両親にお医者さんとは話したくないとあらかじめ言っていたが――実際、診察につれてくるにも大喧嘩をした――今は、すっかりくつろいだ感じで、両親が彼の鼻すすりや鼻鳴らし、甲高い声、顔面チックについて話し始めると、仲間に加わった。今まで両親やエマーソン先生は彼がわざとしていると思っていた、舌打ちやチューチューいう音のことまで、彼は話し始めた。ホール先生はこの話を前にも聞いたことがあるような様子で聞いていた。そして、両親が今まで考えたこともなかったチックの一面について質問した。チックのために顔が痛くないかとか、甲高い声を出すたびに鼻を三回ピクピクさせたくならないかとかいうようなことだった。また、両親は、彼が最近、足のゆびをクネクネ動かしていて、それを強くすると甲高い声を止めることができることも知らなかった。彼は数週間前から甲高い声の代わりにそれをしていたのだ。

トムは自分が子どもの頃にチックがあったことを話した。それは、のどから出す『グー』というような音だった。のどの後ろ側に空気を入れるような感じで行ない、また、そうせずにはいられなかったことを思い出した。結局、彼は扁桃腺を手術で取ってもらった。トムの両親は、彼の扁桃腺が大きくてその音が出るのだろうと考えてそうさせたのだが、彼はただ、術後にのどがとても痛かったので止めただけだったのを覚えている。そのうち、その癖はなくなった。トムが、自分は今全然チックがないと話すのを聞いて、マイクとサラはおかしかった。二人はトムが動揺したりイライラしている時に、口の端で息を吸い込むような音を出すのをたびたび聞いていた。けれど、彼自身、ほとんどその音に気づいていなかった。

ホール先生はマイクに、繰り返し同じことを考えたり、数にこだわったり、ぴったりした感じにこだわるといった強迫的な衝動があるかどうか尋ねた。マイクは、右足のゆびをクネクネさせると左足のゆびも同じだけクネクネさせたくなってしまうと、言った。するとトムは、運転している時に追い越した車の台数を数えて、その数が十の倍数になるまで追い越すようにしていることを告白した。話してもわかってもらえないと思い、彼は今まで誰にも話したことがなかったのだと言った。

先生との話が終わりに近づく頃には、みんなの気持は打ち解けていた。ホール先生は最後にみんなから聞いた話をまとめた。いろいろな種類のチックを考え合わせると、マイクは運動チックと音声チックが一年以上ほとんど毎日あるのは明らかだった。また、強迫症状もある程度持っていた。トムにもチックや強迫症状があるということは、遺伝的要因が関係していることが考えられた。こうした情報とチック以外には明らかな異常がないという診察結果から、マイクは確かにトゥレット症候群だと言った。けれど、多くの人が思っているのとは違って、トゥレット症候群は軽い病気だと言って安心させてくれた。マイクが今後『汚言』を急に言い出すとは考えにくいし、現在あるいろいろな症状も大きくなるにつれて少しずつよくなるか消えてしまう可能性が十分あるという説明だった。

さらに先生は、チックに効く薬が何種類かあることを教えてくれた。そしてクロニジンを処方してくれた。この薬は使い始めは少し眠くなるかもしれないが、気持を落ち着かせてチックを減らす作用があると説明してくれた。家では学校よりリラックスできるので、チックが多く出るのが普通だとも言った。また、マイクが家族の前ではチックを抑える必要はないことも強調した。

彼らは、トゥレット症候群のことが書かれた数冊のパンフレットをもらって帰った。診断の結果とは逆に、皆、安堵感を感じていた。マイクは相変わらず甲高い声を出していたが、両親はもう気にせず、マイク自身も大して気にしていないようだった。

＊　＊　＊

トゥレット症候群は、以前は非常に稀な病気だと考えられていましたが、現在は、前に考えられていたより多い病気だと考えられています。すなわち、トゥレット症候群と診断される患者が増えていることは、とりもなおさず、今まで見過ごされたり間違って他の病気と診断されてきたトゥレット症候群の患者が多くいたことを意味します。

現在、トゥレット症候群の罹患率は〇・〇五％、つまり二〇〇〇人に一人と推定されています。専門家によっては、まだ診断されていない症例を考慮すれば、罹患率は〇・一％（一〇〇〇人に一人）とも推測しています。そして、その他のチック障害も含めれば、この病気は稀なものと言うよりありふれたものであるといえます。

トゥレット症候群はすべての人種に世界中どこの国にでもおこりえます。米国の黒人は罹患率が低いという報告もあります。例えば、トゥレット協会のペンシルベニア支部が集めたデータによれば、トゥレット症候群の患者一五〇四例のうち黒人の家系は一五例にすぎませんでした。もし、これがトゥレット症候群の人種的な分布を正確に表わしているとすれば、トゥレット症候群の患者のうちで米国黒人の割合は約一%になります。米国の黒人社会におけるトゥレット症候群の認識度が低いことを考慮しても、これは驚くべき低さです。

過去二十年間、米国の医学界ではトゥレット症候群への関心が高まってきています。神経内科医(neurologist)、精神科医（psychiatrist)、小児科医、遺伝学者、生化学者たちが、この病気に大きな関心を寄せ、心と体の問題の橋渡しをしようとしています。こうした努力にもかかわらず、多くの医者はトゥレット症候群という病気に関する知識があいまいで、トゥレット症候群である証拠がすべてそろっていても、それと診断できない現状です。実際、トゥレット症候群の診断はテレビや本でその病気を知った素人がしている場合が多いのです。ほとんどの場合、小児科医は両親にあなたのお子さんはトゥレット症候群ではありませんと告げます。その理由は、その子が『汚言症をもっていない』からだというのです。また、たとえ診断された場合でも、この病気のもつ複雑さを理解していないのが現状です。医者はハロペリドールがこの病気の治療によいと知っていても、それを正しく処方する方法を知らなかったり、それが使えなかったときの代わりの薬についてもわからないことが多いのです。トゥレット症候群に関連した行動障害については知らなかったり、薬の副作用でおこっていることが別の精神病と勘違いされることが多いのも現状です。したがって、トゥレット症候群が疑われる場合には、この病気を前に診た経験のある医者にかかることが大切です。大都市では、そう難しいことではありません。しかし地方では、正確な診断と治療を受けるのは難しいかもしれません。こうした事情をふまえて、トゥレット協会では米国とカナダにおける、トゥレット症候群に関心と経験のある、あるいは、自称専門家と言っている医者の名簿を作成してあります。そして、それは、トゥレット症候群の可能性のある患者と家族の求めに応じて提供されます。しかし、トゥレット協会が一人ひとりの医者を注意深く評価することはできないので、この名簿に掲載されている医者の全員がこの病気の対応に有能かどうかは保証されていません。

この名簿を手に入れても、実際に医者を選択するには戸惑うことが多いのです。例えば、多くの人たちはトゥレット症候群をどうして神経内科医が診たり精神科医が診たりするのか不思議に思うのです。もし、純粋に神経の病気なら、どうして精神科医が係わるのでしょうか。答は複雑ですが、神経医学と精神医学とのジレンマは、医療保険を申請する時にも問題になるので、少し詳しく理解することが必要です。

二十世紀前半まで、神経医学と精神医学の区別はありませんでした。精神病の患者は神経内科医か一般内科医に診てもらうか、あるいは、まったく治療されないことも多かったのです。一八〇〇年代、ドロテア・デイックスのような改革者は、精神病棟に入れられている患者をもっと人間的に扱うように戦いましたが、狂気は予防したり治療できるという考え方は一般的には受け入れられていませんでした。気が狂ったと判断された人たちは、家族によって家に閉じ込められたり、収容所に入れられたりしました。『ベッドラム（精神病院）』という言葉は、ベツレヘムのセント・マリーからとられた言葉ですが、有名なロンドンの精神病院が、当時の施設の様子をうかがわせるヒントになります。『狂人』は鎖でつながれるか、または、放置されていましたが、動物園の動物たちと変わらないような状況でした。貴族たちが精神病院に、恐ろしくもあるが面白くもあるおかしな患者たちを見物に訪れました。

十九世紀後半のフランスでは、もっと進んだ状況が見られるようになりました。有名な神経学者であるジャン・マーチン・シャルコー博士はパリのサルペトリエール病院に勤務している時、ヒステリーの本質に迫るべき洞察結果を報告しました。ジクムント・フロイト博士やジル・ド・ラ・トゥレット博士などの弟子が、彼の講義に殺到しました。若き神経学者のフロイトは、精神病にたいする新しい『自由連想療法』の開発の中で、シャルコー博士の考え方を多くとり入れています。それはまもなく精神分析に発展して、精神科という別の専門分野が生まれました。神経医学と精神医学とは互いに完全に分離することはありませんでしたが、精神医学は長い間、その診断や治療に精神分析理論を用いることが多かったのです。神経医学はてんかんや、脳卒中、脳の腫瘍などの病気および明らかに器質的な原因があるものを扱っていました。精神病や神経症は精神科医にまかされ、彼らは主に心理療法に専念しました。その後、二十世紀半ばになり、抗精神病薬や抗うつ薬の登場と神経伝達物質の発見により、神経医学と精神医学は再び接近しはじめました。

今では、いろいろな種類のうつ病、躁うつ病（双極性障害）、統合失調症、ある種の不安症などの精神病と考えられるものは脳内化学物質の異常によっておこることが知られています。これらの病気を治療するには脳内の神経伝達物質の活動を変化させる薬がよく効きます。最近の研究によれば、心理療法のあるものは重要な治療であることがわかっていますが、最適な治療法はそれらと薬とを併用することです。近年、多くの精神の病気は脳内化学物質の異常と関係していることがわかってきており、精神薬理学という分野が専門分野として確立しつつあります。精神科医もある種の行動障害を、抗けいれん薬のような以前は主に神経内科医が使っていた薬で治療しています。その一方で、神経内科医はうつ病や心因性反応の治療を頼まれることが多くなってきています。驚くには当たりませんが、多くのこうした病気が『純粋に神経医学的』でも『純粋に精神医学的』でもないことがわかっています。両者の境界線は、はっきりしなくなっており、むしろ境界線はないともいえるでしょう。こうした状況の典型例がトゥレット症候群です。ジェイムス・レックマン博士、マーク・リッドル博士、ドナルド・コーエン博士らはトゥレット症候群を『心と体にまたがっていて、先天的問題と環境条件に左右される複雑な行動障害』と述べています。まさに最適の表現でしょう。伝統的には、チック障害は純粋に神経医学的で、強迫性障害は精神医学的で、注意欠陥障害と衝動の抑制障害はその中間に該当すると考えられてきました。トゥレット症候群を治療する薬は、主として精神科的病気のためのものですが、心臓病やけいれんを治療する薬も使われています。したがって、トゥレット症候群の治療の専門家は、神経内科医と精神科医が半々いる状況です。治療法はどちらの科の医者でも同じです。そこで、どちらの科を選んでもよいのですが、大事なのはその医者にこの病気にたいする知識が豊富で、実際に診てもらうことができ、親身になってくれるかどうかです。

トゥレット症候群の診察を受ける際の問題は、患者が意図するしないにかかわらず診察室でチックが抑えられてしまうことです。患者によっては、自動的とも思えるほどにチックを抑えることを覚えてしまっています。おそらく、歯医者の診察室に入った時には歯の痛みが消えてしまっているのと似ています。そのメカニズムはどうであれ、そうしたことはよくおこるので、トゥレット症候群に詳しい医者はそのことを知っていて酌量します。患者は見られていないと思っている時には、待合室で運動チックを出すのが見受けられますし、浴室で一人の時には音声チックを出すこともあります。診察室で患者をビデオテープに撮ることが適切かどうかは意見の分かれるところですが、撮影してもチックが見逃されることがあり得ます。

トゥレット症候群を診断するには、いわゆる医学的な検査が役に立たないことを知っておかなくてはなりません。診断は、よく病歴をとり、チックやその他の症状の性質を注意深く調べることで可能となるのです。もしそれが典型的なトゥレット症候群であれば、別のチック障害を除いては、他の病気と混同されるようなことはほとんどありません。そのような場合には、高価な血液検査や脳波検査、ＣＴスキャン、ＭＲＩ（磁気共鳴撮影像）などの検査をする必要はありません。こうした検査は、他の神経学的病気を疑わせる症状がある場合には有効です。しかし、トゥレット症候群には高い確率で学習障害が併発するので、子どもの学校生活が問題となる場合には、精神心理学的ないし教育心理学的な検査が必要となる場合もあります。大学院レベルに達した大人でも、今まで気づかれなかった学習障害に苦しんでいることがあります。学業上の得意、不得意を確認することは、学習上の悩みを解決するための指導に役立つだけでなく、その人に教育上の特別な支援を与えることにつながります。

診断がつき医学的評価が終わると、治療法を決めなくてはなりません。当面、薬は必要ないかもしれませんが、患者や家族は後で薬が必要になる場合のことも考えて、どのような薬があるのか、また、それらの効果と副作用を知っておくべきです。薬だけでなく、患者に対する総合的な対応も必要です。患者をあらゆる面から支援する方法を考えるべきです。パンフレットやビデオなどの資料は、トゥレット協会から入手できます。こうした情報だけでも患者や家族を元気づけ安心させるのに十分なことがあります。トゥレット協会の支部が組織しているサポートグループは多くの人に役立ちます。病気に対処するのが困難な人には、カウンセラーやソーシャルワーカー、看護婦、保健婦、心理療法士、精神科医による心理療法も役立つかもしれません。大切なことは、こうしたセラピストがトゥレット症候群を取り巻くあらゆる問題をよく理解していて、患者に共感できることです。行動療法が役立つこともあります。強迫症状や衝動の抑制がうまくできない場合には、行動療法を考えるべきでしょう。

さらに、学校や職業の問題を評価することも重要です。子どもを特別クラスに入れたり、個人教授が必要かもしれません。時間制限のないテストをふくめた特別の配慮をしてもらうことも必要です。トゥレット症候群の患者で職業上の問題がある場合には、上司との関係を緊密にすることが必要になることもあります。上司にこの病気のことを説明するのは大変重要なことです。職場や毎日の仕事のちょっとした対応の変化で、この病気をもつ従業員はかなり快適になり、生産性もあがります。治療効果があがらない重症な場合には、職業訓練をしたり、障害者年金を申請することが必要です。しかし、こうした例は多くはありません。

患者や配偶者が妊娠可能な年代なら、遺伝に関する情報も手に入れておくべきです。特定の遺伝子はまだ明らかにされていませんが、夫婦でこの病気がその子どもたちに伝わる確率の説明を受けることは大切です。

トゥレット症候群のほとんどの症例はあまり重症ではなく、今述べてきたような治療法を必要とすることはありませんが、主治医を選ぶには細心の注意が必要です。選択の余地がある場合には、軽々しく決めてしまわないことです。主治医は単に知識が豊富なだけではなく、様々な問題が生じた時に、質問に答えてくれたり、耳を傾けてくれるような人を選ぶべきです。主治医とは長い付き合いになるので、意思の疎通はきわめて重要です。

第四章 トゥレット症候群の自然経過

ホール先生に診てもらってから、ロックマン家のみんなはようやく自分たちの進路が正しい方向に向かっていると確信した。ジャンセン先生には、もう予約を取らなかった。ホール先生がマグリー先生に話をして、マイクがトゥレット症候群だということを納得してもらった。彼は少量のクロニジンを飲み始めた。最初はとても眠たそうだったが、前より症状が楽になったようで周りの者も接しやすくなった。変化は微妙だった。甲高い声は家にいるときには多くなり、学校では少なくなった。エマーソン先生もそれを認めた。最初、両親はクロニジンが効いているのかどうかよくわからなかった。家では緊張が少ないからマイクの調子がいいのかと思った。けれど、薬が切れ始めると『チックを頻発し』イライラしていた。それはとりもなおさず、薬が効いている証拠だった。

ある晩、サラはトゥレット協会の支部長をしているジョージ・ミュラーさんを家に招いた。彼はトゥレット協会がつくった二本のビデオを持ってロックマン家を訪ねた。彼は近くの町の中学校の理科の先生だった。最初、みんな彼がチックをもっているのに気づかなかったが、打ち解けるにつれ、彼のチックがではじめた。そのほとんどが肩をピクピクさせる動きと咳払いだった。

彼は自分の今までの多くの経験を話した。いろいろな種類のチックがあったことや、若い時に突然汚言が出てしまったことなどだった。症状は九歳頃から始まり、ティーンエイジの頃が最もひどかった。診断を受けたこともなく、トゥレット症候群という言葉も聞いたことがなく、どうしてこんなことになったのか不思議だった。彼は症状を隠すために人を避け、一人でいることが多かった。自分の家族にさえ症状を隠したこともあった。両親は心配して、彼を何人もの医者に連れていったり、心理療法士にも連れていったが、どれも大して役立たなかった。その結果、彼はあきらめて孤独な人生を歩むようになった。彼は動物が好きだった。一人で森の中を長時間散歩して、見つけた鳥や小さな動物の名前を覚え始めた。家にいる時は、鳥の本をよく読んだ。また、二年近くも、すずめの一群を観察して、本には書いてない行動があることに気がついた。勇気を振り絞って、観察したことを理科の先生に話すと、驚いたことに、先生はそれについての論文を書くように励ましてくれただけでなく、それを鳥類学の雑誌に投稿できるように指導してくれた。

そういうことが、彼が自信を取り戻すことにつながった。友達はまだいなかったが、一生懸命に勉強して学校の成績がよくなっていった。その結果、彼は奨学金をもらってコーネル大学へ入学し、生物学を専攻した。大学に入る頃にはチックは大分軽くなっていた。大学三年の時、彼の両親がテレビでトゥレット症候群の番組を見て、彼の症状と同じだと気づき、専門の医者に診てもらうことにした。

その頃、症状はすでによくなっていたが、診断を受けたことで、彼の人生に大きな変化がおきた。そして、チックは心理的なものではないとの確信を持った。また、彼を悩ましているいろいろな問題についての説明も受けた。例えば、本の内容を理解するのに何度も同じ行を繰り返して読む必要があり、そのために読書が大変な作業になっていた。時には、声を出して読まないと、先に進めなかった。チックは薬が必要なほどにはひどくなかったが、強迫症状を抑えるためにプロザックを飲み始めた。その薬はよく効いた。

トゥレット症候群だと知ってから、彼は徐々に人の輪の中に入っていくようになった。驚いたことに、そうすることによって友達ができ、おまけにガールフレンドまでできた。初めての人に会うのは苦手だと言っていたが、ロックマン家の人々にはそうは感じられなかった。とても話しやすい人で家族みんなが、彼に好感をもった。チックがあることで、生徒たちとの間で問題がおきたことはないと言っていた。新学期の初めに自分のチックの説明をすると、生徒たちはすぐに受け入れてくれるようだった。前は結婚しないつもりだったが、今は婚約中で夏に結婚する予定だった。フィアンセの助けを借りて、鳥類学の研究を始めるつもりで、将来は博士号をとり大学で教えたいと思っていた。

最初、彼は自分自身の病気をもっと知りたくて、トゥレット協会に関わるようになった。けれど、今は、苦しかった彼自身の多くの体験を若い人たちにさせないように、トゥレット症候群の若い人たちを支援することに関心があった。支部長になった時、この病気のために他人との接触を避けている自分を乗り越えられるよい機会だと思った。そして、結婚することになって、将来の自分の子どもたちのことを考え始めていた。もし子どもたちにトゥレット症候群が遺伝することがあったら、できる限りのことをして治療法を見つけたいと考えていた。

彼の話を聞き、こちらの経験も彼に話した。その後、みんなで彼がもってきたトゥレット協会がつくったビデオを見ることにした。マイクはぬいぐるみを持ってきて仲間に入れた。最初のビデオは『止めてよ、僕止められないんだ』という題名で、主にトゥレット症候群の子どもたちの症状を説明するものだった。チックを止められないことを他人に理解してもらう上での問題点を説明していた。マイクは本当にいいビデオだと思った。そして、自分のクラスの友だちにも見てもらいたいと言った。エマはこのビデオをエマーソン先生がクラスの生徒に見せてくれないかしらと言った。一年前、エマの級友の一人が重症の嚢胞性線維症だった時、その病気の説明のビデオをクラスで見たのだった。サラは、エマがそのビデオを見てとても印象的だったと言ったのを覚えていた。エマはその時まで、その級友がそれほど大変な病気だとは知らなかった。

両親はクラスの生徒がビデオを見ることで、今まで以上に、みんなの注意がマイクに向けられるのではないかと心配した。ジョージさんはエマの考えはすばらしいと言った。今までに二つの学校でビデオを供覧したことがあり、その内の一校では、ビデオを見た後に彼が直接質問に答えたということだった。マイクはそのやり方に賛成だった。

二本目のビデオは『僕だって人間だ』というタイトルで、トゥレット症候群がその病気をもっている人たちの人生にどのような影響を与えたかという内容の短編集だった。子どもの例が二例あり、また、非常に重症でありながら医者になった若者の例も出てきた。ビデオに登場してくる人たちはそれぞれに異なった症状を持っていて、みんなそれぞれ違った方法でこの病気に対処していた。ビデオが終わると、メリッサがみんなの考えを代弁した。「マイクのチックも大きくなれば、ジョージさんのように、きっとよくなるわ」

「ホール先生は、大抵のトゥレット症候群の人たちはよくなると言っていたけど、一方で、将来のことは必ずしも正確には予想できないとも言っていたよ」とトムが言った。

「いや、そんなことはないでしょう。ある年にはとてもひどいチックのある子どもたちが、翌年には全くないということも経験しているし、三十〜四十代の人で今までずっと軽い症状だった人が、突然悪くなることもあるんです。マイク君は大きくなればきっとよくなると思うし、あるいはもっと早い時期によくなるかもしれない。彼は自分の病気を知ってるという利点もあるし、チックがすぐにはよくならなくても薬がかなり助けになると思いますよ」とジョージさんは言った。

)(　)(　)(

どのような病気でも決まった経過と結果をたどるものはほとんどありません。癌や糖尿病や多発性硬化症といった病気でも、軽いものから死に至るものまで幅があります。それらはすぐに治療できるものかもしれないし、徐々に進行するものかもしれないし、軽快や悪化を繰り返すものかもしれないし、多くの場合予測がつきません。

慢性病にはそのような変化は当たり前のことで、トゥレット症候群も同様ですが、トゥレット症候群は死に至ることはありません。しかし、トゥレット症候群と初めて診断された時に、その経過を予測することはできません。そのため、患者やその家族、そして医者は、その予後に関していろいろな可能性を考えておくことが重要です。

●発症

トゥレット症候群の最初の症状は成人前に現われます。ティーンエイジの後半で発症する例も少数報告されていますが、ほとんどの患者が症状を経験し始めるのは十五歳よりかなり以前です。平均的な発症年齢は六歳〜七歳と推定されます。

初期症状については多くの研究があります。それによると、初発症状が顔面チックの患者は六〇%を少し越える程度です。顔面チックで最もよくみられるのは目のチックで、まばたきや目を回転させたり、大きく見開いたりするものです。次に頻度が高いのは、しかめっ面をしたり、鼻を動かしたり、唇をなめたり噛んだりするものです。

頭や首を動かすチックは初発症状としては一〇%程度で、腕、脚、胴体のチックはこの順に稀です。鼻すすり、のど鳴らし、咳払い、うなり声などの音声チックが初発症状となるのは、三〇%未満だと報告されています。汚言が初発症状となるのは稀なことです。多くの場合、最初の症状は、まばたきなどの単一の単純チックですが、複雑チックや複数のチックが始めからおこることもあります。

トゥレット症候群の患者の多くは、注意欠陥・多動性障害を伴っています。注意力の持続が短く、落ち着きがなく、集中力に欠け、衝動的な注意欠陥・多動性障害の症状が、チックに先行しておこります。このような子どもたちには多動の治療としてリタリン（メチルフェニデート）、デキセドリン（デキストロアンフェタミン）、サイレート（ペモリン）などの精神刺激薬を使うこともあります。これらの薬は既存のチックを悪化させたり、潜在的な患者にチックを誘発することがあります。また、チックの発症を早める可能性もあります。こうした知見やトゥレット症候群の患者の約五％がチックの発現前に精神刺激薬を飲んでいるという事実から、トゥレット症候群の子どもや家族歴にこの病気がある子どもにこの種の薬を使うのは議論のあるところです。最近の研究によれば、精神刺激薬を少量用いることは、トゥレット症候群の患者のチックを軽くするという報告もありますが、多くの場合、トゥレット症候群の患者に精神刺激薬を処方することは避ける傾向にあります。

●経過

最初のチックが発現した後、チックが全くなくなる時期があったり、別のチックに置き換わったり、追加されたりすることがあります。一時的になくなることは珍しいことではありませんが、一般的には、一層目立った厄介な症状が出てくる傾向にあります。音声チックは運動チックより後に発現する傾向にあります。汚言症は、出現するとしても比較的、後になってからです。研究者によると、汚言は最初のチックから大体四年から七・五年遅れて出現するといわれています。典型例では、トゥレット症候群のさまざまな症状は発症してから最初の十年間に、強くなったり弱くなったりしながら、一般的には悪化します。症状の悪化は、ほとんど気づかないうちにおこることもあれば、突然に悪化して手の付けようがないような状況になることもあります。一方、治療の有無に関わらず、激しい症状が、突然に消えてしまうこともあります。

●多様性

トゥレット症候群の人たちからは『どんな動きでも言ってごらん、それらはすべて経験ずみさ』という言葉をよく聞きます。症状の幅は非常に大きく、それは患者間だけではなく、一人の患者についても同様です。単純チックは、音声器官を含む体のどんな筋肉にもおきます。複雑チックとして、ダンスのようなステップ、ジャンプ、クルクル回り、物や身体の一部に触ること、手の臭いを嗅ぐことなどは、三分の二の患者で、ある時期にみられます。汚動症（コプロプラキシア）（糞くらえという意味で中指を立てたり、性器や胸を掴むような動き）は、この病気を持つ人の四分の一で報告されています。一般の人がトゥレット症候群の典型的な症状だと考えている汚言症は、実は、この病気に典型的なものではありません。患者の一〇人に一人ないしは三人に一人の割合で、ある時期に出現する可能性がある程度です。そして、多くの場合、それは短時間で消えるものであったり、うまく抑えることができるものです。『汚言』という言葉の本当の意味は、卑猥な言葉を使うことが抑えられない、ということです。しかし、不随意に発声される人種的な差別用語や単なる罵りの言葉も、普通は汚言に含まれます。

自分の体や頭を叩いたり、唇を噛んだりする自傷的なチックはトゥレット症候群で苦しむ人の一〇％程度に、ある時期に現われることがあります。しかし、自分自身にひどい苦しみを与えるような患者はごく少数です。

反響言語（エコラリア）、つまり他人の言葉を真似て反復することはトゥレット症候群ではよくみられます。多分、この病気の人の四分の一から二分の一の割合で、ある時期に現われます。反響動作（エコプラキシア）、他人の動きを真似て反復することは反響言語より出現頻度が低く、トゥレット症候群の患者の一〇〜二〇％にみられます。

反復言語（パピラリア）、自分の言葉を反復することも、言葉の途絶やどもり、奇妙なアクセントで話すことなどのような異常な言語症状と同様にみられます。

『精神的汚言症（メンタル・コプロラリア）』は卑猥な言葉が頭に浮かんで離れないことを意味します。言葉自体は声にはでませんが、それを体験する患者にとってはとても辛いことです。『感覚チック』は感覚異常の一種で、運動チックの前兆や原因として、運動チックの直前に感じられる異常感覚です。運動チックを出すことで、多くの感覚チックは楽になります。

汚言や汚動のような現象は患者の言語や文化により異なるのは当然ですが、各国からの報告や異なった民族、宗教、人種間でも、驚くほど症状の類似性があります。報告された症状の違い（例えば、イタリア人にはまばたきが多い）は患者というより、むしろ観察者の文化的な違いを反映しているのでしょう。

●変動

トゥレット症候群の症状がよくなったり悪くなったりする性質のものであるのは、患者自身だけでなく家族や友人、主治医などの観察者にも明らかです。症状は現われたり消えたりし、程度や頻度が悪化するかと思えば、軽快したり消えてしまったり、潜伏していた症状におきかわったりします。少数の患者では規則的なリズムで症状が変化することもあります。つまり、春になると花粉症と同じように悪くなったり、秋に学校が始まると悪化したりします。しかし、このような規則性はめずらしく、ほとんどの患者は、自分の症状の変化を予測することができません。

症状の変動は、一つないし二つのいつも継続している症状をベースとして現われます。このベースとなる症状に対して、この症状が急激に悪化したり、あるいは新しい一つないし数種類のチックが加わることがあります。それらは明らかな原因なしに、突然あるいは徐々に、現われたり消えたりします。月経前に悪化する女性もいますが、そのような月間変動はあまり論文には報告されていません。多くの人はストレスで症状が悪化すると感じていますが、緊張が長く続いても症状に変化がないとする人たちもいます。

日間変動はいくぶん予想ができます。不安と興奮は症状を悪化させます。難しい運動性の作業（例えば、バイオリンを弾くとかビデオゲームをする）は、症状を軽快させたり完全に消失させることもあります。したがって、トゥレット症候群を持つ俳優や歌手や音楽家はステージに上がる前にはひどい症状を訴えますが、上演中は全く症状がなくなります。

リラックスすることは必ずしもチックを減らすことにはなりません。むしろ、穏やかで快適な状況では、患者は自由にチックを出すかもしれません。したがって、職場や学校でチックを何時間も抑えていた人は、家に帰るとしばしば悪化します。テレビを見てリラックスするような、多くの人にとっては何の努力の必要もない活動が、チックを増加させることがあることは注目すべきです。夜はおそらく疲れていることと抑制がなくなるために、トゥレット症候群の人にとっては大抵、最悪の時間帯です。チックが眠りにつくのを妨げるかもしれません。チックを出さないようにリラックスすることは、どちらかと言えば、チックを悪化させることになります。しかし、一度眠りについてしまえば、チックはほとんど完全に消えるようです。

トゥレット症候群を持つ人のほとんどは、自分のチックをある程度コントロールできます。コントロールは、意識的な努力（チックを出すなと自分に言い聞かせたり）や、チックを軽くすることが経験的にわかっている心の状態に自分を置くことで達成できます。ある人は、例えば、音楽を聴くことですぐにチックを少なくできます。

●青年期

青年期は特別な問題がなくても波瀾に富んだ年頃です。完全に親を頼ることもできず、かといって、完全に独立することもできず、青年は子どもの行動と大人の行動の間をめまぐるしい速さで揺れ動き、彼ら自身あるいは家族の生活を混乱させることになります。急激な成長とホルモンの変化により、肉体的にも精神的にも問題を引きおこします。したがって、トゥレット症候群による様々な症状でさらに負担がかかる青年たちは、どんなに恵まれた環境でも困難に陥ることになります。ティーンエイジの頃は、仲間との交流が非常に大切な時です。よくも悪くも仲間と違っていることは、友人関係という最も大切なものを台無しにします。トゥレット症候群の患者の多くが、青年期にことさら症状を意識したり、その悪化を経験することは少しも不思議なことではありません。以前は気にならなかったようなチックがティーンエイジャーにとっては突然恥ずかしいものとなります。さらに他の症状に比べて、遅くからでてくる汚言症がしばしば青年期に始まります。

トゥレット症候群に時として関係している問題行動が、青年期に一層大変になる可能性がありま す。ほとんど常にイライラしている状態になります。しばしば癇癪をおこすことによって、ますます社会的不適応をおこします。小さな子どもの発作的な怒りを我慢してきた家族や学校の仲間たちも、ほぼ大人の身体つきの青年が怒りを爆発させているような状況には、子どもの頃とは対応の仕方が全く異なります。

両親から独立して生活をしたいと願う青年たちは、薬を飲むのをしばしば嫌がり、飲むとしてもいいかげんになります。薬の必要性を理解している人でも、規則的に飲むのを忘れがちになります。

そして、これが予測のつかない症状を引きおこします。しかしその一方で、多くの場合、青年期後半にはチックは改善し、薬の必要性も少なくなります。

●成人期

青年期後半から成人期前半にかけては、一般に、トゥレット症候群の患者のチックが軽くなっていく時期だということで意見が一致しています。しかし、その後はどうなるのでしょうか？トゥレット症候群の成人期の自然経過については、子どもに比べほとんど研究がされていません。二十年前にはトゥレット症候群は一生続くものだと考えられていました。一時的に軽快することは知られていましたが、それは珍しいことで、せいぜい一〜二年の短い期間だと考えられていました。トゥレット症候群の診断が今までより多く、そしてより確実にされるようになり、また、軽い症例が診断されるようになってから、運動チックや音声チックの治癒過程が観察されるようになりました。

現在までの研究では、チックの程度は発症から十年以内に最高に達するようだと報告されています。最初の十年を過ぎると徐々に軽くなって完全にチックが消えることもあります。クリーブランドクリニックのジェラルド・エレンバーグ博士は、十五歳から二十五歳の患者にアンケートを行ないました。その結果、回答者の約四分の三（七三％）で症状がほとんど消えるか、かなり軽くなっていることがわかりました。残りの一四％では症状は変わらず、また、悪くなった例が一四％ありました。回答した患者のほとんどが内服薬による治療を受けており、その割合を十八歳を境に分けてみると、十八歳未満の患者では八一％が、十八歳以上の患者では四一％が薬を飲んでおり、しかもそのほとんどが少量でした。

ルース・ブルーン博士の研究によれば、患者が年をとるほど症状は軽くなる傾向にありました。五十〜六十歳代の患者では、そのほぼ全員が軽い症状でしたが、二十歳未満の患者では、軽症は三〇％未満でした。二十歳以上の患者で薬を飲んでいるのは半数以下で、そのほとんどが、徐々に減量していました。こうした数値は報告によって多少異なりますが、薬を飲んでいるいないにかかわらず、時間とともに症状が軽くなるということでは意見が一致しています。経過とともに症状が軽くなった患者で、それ以上治療を必要としない人たちは、この研究の対象から外れている可能性があるので、回復する割合はさらに大きい可能性があります。

ノースダコタ州では、州の全人口に占めるトゥレット症候群の有病率の調査をしました。十九歳未満の男子では一万人につき九・三人の有病率であり、十九歳未満の女子では一万人につき一・〇人でした。ところが十九歳以上の男子の有病率は、一万人につき〇・七七人、女子では〇・二二人でした。成人ではトゥレット症候群の確認が難しく、実際よりも少なめに評価している可能性もありますが、この研究結果は成人になるにつれ、自然に治っていくことを強く示唆しています。

したがって、チックに関する限り、成人になると、全症例のうち三分の一が完全ないしはほぼ完全に治り、あとの三分の一は改善し、残りの三分の一は悪化と軽快を繰り返しながら症状が続きます。このようにチックの予後はとてもよさそうですが、トゥレット症候群で苦しむ人にとっては、チックそのものよりも強迫性障害や行為障害や学習障害のような併発症が、大きな問題になります。併発症の自然経過についてはあまり知られていません。

カルフォルニア州ホープ市のカミングス博士夫妻の研究によれば、チックは時の経過とともに改善されていきますが、『併発症』は大人になってもしばしば続くことがあると結論づけています。カミングス博士夫妻の研究では、行為障害は青年期後半にピークを迎え、以後ゆっくりと軽快するとされています。強迫性障害は十五歳頃に顕著になり、その後もあまり変わりません。パニック発作、抑うつ、恐怖症は十九歳～二十歳で最高に達します。

しかし、他の研究者たちは併発症の予後がもっとよいことも確認しています。エレンバーグ博士の調査によると、十五歳から二十五歳までの患者では、三分の二がある種の学習障害、四分の三が何らかの行動障害（例えば、集中力の欠如、気分のムラ、極度の不安、癇癪、強迫行為）を訴えていますが、生活に支障があると感じている人は三分の一以下でした。この調査対象の平均年齢が十八歳であることを考えると、併発症も確実にかつ早期に軽快することを示しています。

トゥレット症候群に伴う注意欠陥・多動性障害の発症時期については、多少の意見の違いはあるものの、その発症はチックの発症より二、三年早いということでは意見が一致しています。成人の注意欠陥障害の経過は、あまり知られていません。注意欠陥・多動性障害の子どもの三分の一から三分の二は、大人になってもこれらの障害が続くだろうと考えられています。

強迫性障害はチックより遅れて発症し、チックが弱まり始める時期（ティーンエイジの後半）から悪化するとされています。しかし、強迫性障害は幼い子どもでもひどい場合もありますし、逆に成人になるまで問題とならない場合もあります。強迫性障害の自然経過はトゥレット症候群のそれと同様にあまり知られていません。つまり、強迫性障害も診断されることが少なく、今までよく理解されておらず、近年になってようやく研究が盛んになってきた病気なのです。この障害が最近大きな関心を引くようになったのは、トゥレット症候群と関連があるという理由と、薬で治療ができるという発見のためです。

その他の併発症については記録も少なく、その経過も明らかではありません。実際、トゥレット症候群の専門家の間でも、どの行動障害がこの病気と実際に関連しているのかは意見が大きく分かれるところです。この点については第十章で述べます。

●老齢期

ジル・ド・ラ・トゥレット博士の九症例のうち最も有名なマルキーズ・ダンピエール夫人は八十六歳という長寿をまっとうしましたが、老齢期におけるトゥレット症候群の患者の報告はほとんどありません。彼女はその奇妙な症状のために、死ぬまで自分の城に隠遁していました。したがって、彼女の症状が老齢期に軽くなったかどうかは知る由もありません。

七十歳以上の患者の症状の報告はほとんどありません。逸話的な報告によると、チックと強迫性障害は年をとると軽くなるという印象が一般的です。

●社会適応

ここまで述べてきた資料は当然、限定的なものです。軽症の場合は治療を続けなかったり研究の対象となりにくいので、今まで述べたことは重症の例に偏っているかもしれません。さらに、患者自身による評価は主観的なものです。患者は自分自身を評価する場合には主観的になりやすいものです。一つの症状だけが特別の問題となり、患者はそれにとらわれ重症だと感じる場合もありえます。典型的な例は汚言で、これは患者にとって首振りよりはるかに悩ましいものです。たとえば、卑猥な言葉を三〇秒間に一回の頻度で発せざるを得なかった場合、それは同じ頻度で首振りをするのに比べ重症だといえないでしょうか。形式的に、あるチックと別のチックとが同じ基準で評価されますが、社会的な障害度には違いがあるようです。

症状だけを見るのではなく、患者の全体的な適応力や忍耐力を見る必要があります。トゥレット症候群の患者の生活の適応性を調べた大掛かりな調査は一つしかありません。それは一九八三年に行なわれたオハイオ調査で、トゥレット協会のオハイオ州支部の会員である患者や親たち四三二人が参加したものです。成人のうちフルタイムで働いているものはたったの三六％でした。残りの一五％がパートタイムで働いていて、一八％は職を探している状況で、残りは家事労働に従事するか、障害者年金を受給しているか、他人に養ってもらっているか、無職でした。当時の米国の一般人の失業率は七・六％から九・六％でした。また、この調査では、二十歳以上の人のうち、四六％が結婚していて、四六％は未婚で、九％が離婚ないしは別居していました。就労状態は当時の一般の人たちに比べると驚くほど悪いのですが、結婚についてはほぼ同様でした。

オハイオ調査で判明した驚くべきことは、行動障害が高率にみられたことでした。回答者の四分の一から三分の一に、感情の爆発、衝動的な行動、極度の不安、気分の動揺などがしばしばみられるという結果でした。回答者の半数以上は、何かしらのカウンセリングを受けており、また、多くの者が様々な形でのカウンセリングを求めていました。この病気に適応できているかどうか、という質問では、一六％は適応に問題ないとし、四六％がだいたい適応しているとし、残りの三八％は適応に対して何らかの、または重大な問題があると答えました。適応能力は性別や収入には関係ありませんでしたが、症状の程度と大きな相関がありました。驚いたことには、年を重ねるにしたがって次第に適応能力が減少するようです。この結果は、早期の診断と治療が、人生の後半における適応能力のよさにつながる可能性を示唆しています。

第五章　神経化学

マイクはクロニジンを飲み続けていた。チックは次第に減っていたが、特に早朝などイライラした時にチックはひどくなった。サラは彼が起きるとすぐに薬を飲ませたが、効くまでには少し時間がかかった。そして毎朝、何を着て行くかとか、髪が乱れていないかとか、ベッドを整頓したり、『ぬいぐるみ』をきちんと並べるのに時間がかかりすぎるとか、大変な騒ぎだった。

一日に四回薬を飲む代わりに、湿布のような薬の入っている粘着パッチを体に貼るのもよいと、ホール先生はマイクに勧めた。このパッチからクロニジンが皮膚を通って、体内に一日中、一定量ずつ吸収されていく。そのため、クロニジンの血中濃度が一定になりやすいのだった。

マイクは胸にパッチを貼りはじめた。特に学校で、薬を飲まないで済むことが嬉しかったが、困ったことには、パッチの縁を剥がしたくなった。その日が終わる頃には、パッチが剥がれかかった状態になり、シャワーを浴びたときに剥がれ落ちてしまった。この経験から、サラはパッチを、彼の手が届きにくい背中に貼ってみた。翌朝、彼はいつもよりとても穏やかで人当たりがよかった。

その後の数週間はすべてが順調だった。エマーソン先生は『止めてよ、僕止められないんだ』のビデオを三、四年生に見せた。その後、ジョージさんが同席して、生徒たちにトゥレット症候群について詳しく、上手に話したのでマイクも全然困らなかった。その後、ほとんどの子どもたちがマイクに優しくなった。すぐにジェイソンという同じ町に住む子が、家に遊びにくるようにと誘ってくれた。マイクは、今までずっと、誰の家にも呼ばれたことが無かった。

数カ月ぶりに、両親は二人の姉の面倒をみてやることができた。メリッサは学校の学芸会の『リア王』で大役をもらった。メリッサが家で毎日台詞を繰り返し繰り返し練習しているので、他の者までその台詞を覚えてしまう始末だった。けれど、実際に公演をみてその練習が役立っていたのがよくわかった。劇は大成功で、メリッサは大役をうまくこなし、マイクは上演中静かに見ることができた。でも、内容はほとんど理解していないようだった。

週末、両親とマイクはその地区のトゥレット協会の支部の会合に初めて参加した。ジョージさんから、イェール大学の先生が来て、この病気の最新情報を話してくれる、と聞いたのだ。サラはマイクを連れていくのを少し躊躇していた。彼が他のトゥレット症候群の人たちを見て動揺するのではないかと思った。他人のチックを見て真似するようになることがあると聞いたこともあった。正直言って、サラ自身も動揺するのではないかと心配だった。けれど、ジョージさんがマイクを連れていくように説得した。彼は、マイクと同年代の子どもたちもいるし、マイクがもっと重症の『トゥレッター』を見ても心配ないと信じていた。マイク自身は行くことにあまり乗り気ではなかった。その日の午後、ジェイソンと遊びたいと言っていた。でも、当日、ジェイソンも他の用事ができて遊べなくなったので、マイクは『つまらなそうだけど』行ってみることにした。

会合はセント・ジョセフ病院の講堂で行なわれた。ロックマン一家が着いた頃にはすでに大勢が集まっていた。ジョージさんは講演者と思われるスーツを着た人と熱心に話していた。フランク・アービンと名乗る男性がトムに挨拶した。彼の二人の子どもがトゥレット症候群で、一人はマイクと同年齢だと教えてくれた。ちょうどその時、とてつもなく大きな声が聞こえたので、マイクと両親はびっくりした。何がおこったのかとあたりを見回したが、アービンさんは何事もなかったかのように話を続けた。彼は息子のジョンを呼んで、マイクに紹介した。

「マイク君を飲み物のテーブルに連れていって、ジェニーやハーブに紹介しておくれ」

「OK、父さん。マイク君、こっちだよ」

マイクはためらいながらもジョンについて行った。ソーダやクッキーがおいてあるテーブルまで行きかけたところで、再びあの大きな声が聞こえた。今度は、もっと近くからだった。ジョンは笑いながら「あれはエリオットだよ」と言った。「すぐに慣れるよ。最初は僕もびっくりしたけど、彼はいい子だよ。みんなに好かれてるんだ」マイクはジーンズをはいて『ハード・ロック・カフェ』のTシャツを着た少年を見た。彼は、床を踏み鳴らしながら唸り声を出していたが、マイクを見ると「ごめん、ウー、声が、ウー、思ったより大きく出てしまった。ウー、ウー」と言った。

「大きい声なんて平気さ、僕もアーって言うし」とマイクが言うと二人は笑い出したが、マイクの両親はとても心配そうな顔で彼を見つめていた。けれど、ほんとうに大丈夫だった。彼は興奮していた。自分より症状の重い人にも出会ったが、気にしていなかった。彼はルートビアを注ぎながらジョンに「君もトゥレット症候群なの?」と聞いた。

「ああ、声はあまり出ないけど、まばたきや首振りがひどいよ」

「僕もいつもまばたきをしていたよ」とマイクが言い「薬は飲んでるの?」と聞いた。

「いや、ハロペリドールを飲んでたことがあるけど、あの薬はいやだ。チックより嫌だよ。兄さんもハロペリドールを飲んでたことがあるけど、いまは止めてクロニジンを試してるよ。具合がいいらしいから、僕もひどくなったら試してみようと思うんだ。今度、前のお医者さんよりいい先生を見つけたんだ。ホール先生を知ってる?」

「ああ、アー、知ってるよ。僕が今かかっているお医者さんだ。前はダメな先生に通ってたんだ。その先生は薬を飲ませてくれないんだ。そして、チックが出るのは僕が父さんや母さんのことを嫌いだからだとか、そんなことばかり言うんだ。それで、両親がホール先生を探してくれて、アー、先生が前の先生の考え方は間違ってると教えてくれたんだ」

二人が話に夢中になっている間に、講演が始まる時刻になった。講堂の後ろの席へ向かう途中、ジョンはマイクに兄のハービーと彼のガールフレンドを紹介した。それから、全員が席に着いた。

講演はマイクが想像したとおり退屈なものだったが、それでも彼は楽しかった。講演の間中、会場内にはトゥレット症候群の人たちが出す音声チックが聞こえていた。絶え間なく、エリオットは『ウー』と言い、会場の反対側の女性は『こん畜生』と言っていた。それはあたかも互いに掛け合いをやっているようだったが、講演者も含め、誰も気にしていないようだった。

講演中、ジョンはマイクに話しかけていた。ジョンはエリオット・メイという、重症のトゥレット症候群をもっているが、それにも負けずにやりたいことを思う存分やっている人のことを話してくれた。彼は音楽家で、ギターがうまく、みんなから音楽の才能があると思われているんだ、と説明してくれた。「チックが邪魔にならないのかな？」マイクが尋ねた。

「演奏している時にはあまりチックが目立たないし、実際、自分でもその時はチックが出ないと言ってるよ」

講演者は脳の写真のスライドをたくさん見せていた。レントゲン写真のようだったが、いろいろあって、そのうちのいくつかはカラーだった。それから、まだ試験中の新薬について話し始めた。

患者がその薬を自発的に試してくれることを期待していると言い、さらに血液検査のことも話した。

「僕は血液検査は嫌いだよ」マイクがささやいた。注射が怖くて血液検査のボランティアをする気にはなれないのだった。

「心配ないよ。子どもから血は採らないさ。でも、大人になったら検査してもらうつもりだ。大事なことだと思う。できれば僕は医者になってトゥレット症候群の研究をするんだ。もしそれまでにこの病気が解決できていなければね」とハービーが言った。

「僕は獣医になるつもりだ」とマイクは言った。「動物もトゥレット症候群になるのかな？　ところで、血液検査とこの病気とどういう関係があるの？」

「血液を検査すると脳内の化学物質の何が悪いのかがわかるのさ。脳内の化学物質の何かが悪いことはわかってるんだけど、正確に何が悪いのかはまだわかってないんだ」とハービーは物知り顔に言った。マイクは以前ホール先生が脳内の化学物質のことを話しているのを聞いたことはあったが、何のことだか全くわからなかった。

⁂

人間の脳は何十億という神経細胞からできています。基本的な神経細胞はニューロンと呼ばれます。すべての動きや感覚、思考、記憶、感情さらに心臓や肺などの内臓の自律的な働きは、ニューロンが互いに『コミュニケーション』をとったり他の細胞に信号を送ることで制御されています。

ニューロンは三つの部分からなります。細胞の核を含む細胞体、樹状突起とよばれる小さな枝の部分、軸索と呼ばれる大きな枝の部分です（図参照）。多くの軸索はミエリンの鞘——特別な細胞からできた脂肪質——で覆われています。

ニューロンは電気的刺激と化学物質の交換との組み合わせによって、互いにコミュニケーションしています。単純化して考えると、次のような過程になります。ニューロンの細胞体から電気的刺激が軸索を通ってその末端に送られます。ミエリン鞘で覆われた軸索は覆われていないものに比べ、電気的刺激を速く伝えることができます（一二五m／秒）。電気的刺激が軸索の末端に届くと、そこに蓄えられている神経伝達物質という化学物質を放出します。神経伝達物質は、隣接する軸索の末端や樹状突起（または細胞体）との間隙に放出されます。軸索の末端や受容体、そして、それらの間の微細な間隙はシナプスと呼ばれます。シナプスこそが細胞間のコミュニケーションが行なわれる場所です(図のように)。シナプスに放出された神経伝達物質が樹状突起の受容体に吸収されると、新たな電流が生じ、それは樹状突起の中を伝わり、隣接するニューロンの細胞体まで届きます。この時点で一つのニューロンが別のニューロンとコミュニケーションを終えたことになります。この一連の過程が一万分の一秒以内におきるのです。

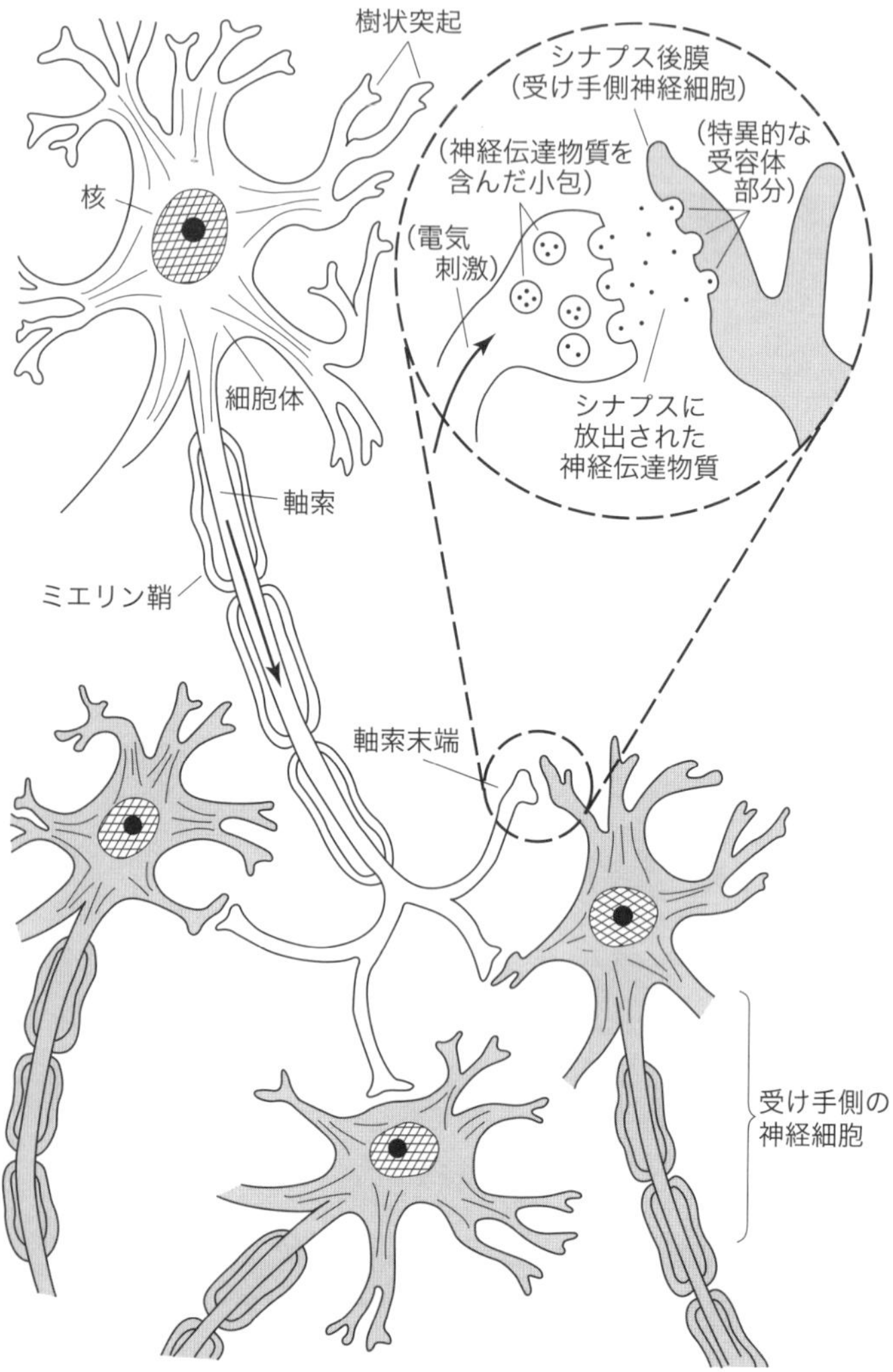
樹状突起
シナプス後膜
（受け手側神経細胞）
（特異的な
受容体
部分）
（神経伝達物質を
含んだ小包）
核
（電気
刺激）
細胞体
シナプスに
放出された
神経伝達物質
軸索
ミエリン鞘
軸索末端
受け手側の
神経細胞

神経細胞間の連絡

実際のニューロン間のコミュニケーションはここで述べた単純化された過程よりはるかに複雑です。シナプスに放出された神経伝達物質のあるものは隣接する細胞の樹状突起に吸収されますが、別のものは元の軸索の末端に再吸収されることもあります。ひとつのニューロンは別の一つのニューロンにつながっていることもあれば、複雑なネットワークで多数のニューロンにつながっていることもあります。ニューロンはフィードバック機能を持っています。すなわち、シナプスの両側に特別の受容体を持つと共に酵素を持っており、コミュニケーションの連鎖の中で、情報の受け手側のニューロンが利用できる神経伝達物質の量を増やしたり減らしたりしています。

神経伝達物質は受け手側のニューロンに対し『発火させる』（電気的刺激を発生させる）興奮効果、あるいは反応を防ぐような抑制効果をもっています。大抵、これらは単純なオン‐オフ現象でなく、光量調節スイッチのような連続的なものです。

神経伝達物質には多くの種類があり、それぞれ効果が異なっています。したがって、脳が正常に働いていれば、常に細胞間のコミュニケーションによって引きおこされる現象はバランスと同調性を維持しているはずです。このような複雑な働きを考えてみれば、普段私たちは当たり前のように思っていますが、誤りがほとんどおきないということの方が信じられないくらいです。誤りがおきれば、その結果として例えばてんかんの発作や、慢性障害のトゥレット症候群がおこります。

神経系の複雑さにもかかわらず、脳の障害を理解するのには少数の原理を知ることで充分です。

ニューロンが物理的な傷を受けることによって、普通、そのコミュニケーションは二通りの影響をうけます。すなわち、広範囲なニューロンの完全な破壊は、機能を完全に失い、麻痺に陥ります。しかし、軽度に傷ついたニューロンは、不規則な、制御されていない放電、すなわち、てんかん発作をおこします。

ニューロンあるいはその他の脳細胞の破壊によっておこる病気がいろいろあります。例えば、多発性硬化症は軸索を覆っているミエリン鞘が破壊され、また、パーキンソン病は脳の深いところにある細胞が破壊されます。

しかし、大抵の病気は神経伝達物質と関係しています。病気によっては脳のある部位の神経伝達物質が増加したり減少したりする場合もありますし、受容体の感度が変化する場合もあります。そうした場合の治療は、シナプス間の神経伝達物質の量を調節するか、あるいは受容体の感度を変えることになります。

神経細胞が伝達物質を作る元となる物質を患者に過剰に与えれば、その伝達物質を増加させることができます。例えば、神経伝達物質のドーパミンが不足しているパーキンソン病の患者にはL‐ドーパが投与されます。伝達物質の軸索末端からの放出は促進あるいは阻害できるので、それを調節することによって隣接するニューロンへの効果を調節することができます。例えば、大抵の抗うつ薬はシナプスにおける神経伝達物質の送り手側の再吸収を阻害するので、受け手側の細胞でより多くの量を利用することができるのです。受容体を薬でブロックすることもできます（ハロペリドールはドーパミンの受容体をブロックします）。神経伝達物質の分解を抑制して、伝達物質を多く利用することもできます。神経伝達物質の一つであるアセチルコリンの筋肉細胞への作用が阻害されると、筋無力症という病気になります。筋無力症の患者は筋力がとても弱くすぐに疲れます。フィゾスチグミンという薬は、シナプスでのアセチルコリンの分解を遅くするので、一時的に筋力を回復させることができます。モノアミンオキシダーゼ（ＭＡＯ）阻害薬として知られるある種の抗うつ薬は、ノルエピネフリンとセロトニンという神経伝達物質の分解を助ける酵素の働きを抑制して同様な働きをします。

いろいろな神経伝達物質を見つけ、その働きを調べる研究は六十年以上も前から始まりました。この分野での知識が次第に蓄積されると、そこには信じられないほどの複雑さがあることが明らかになってきました。そして研究機器が進歩するにつれ、より多くの神経伝達物質が発見され、その働きが解明されてきました。現在、四〇種以上の脳内化学物質が神経伝達物質として働くことがわかっています。これらの化学物質は正常な脳の働きに大きな影響を与えますが、そのうちで、トゥレット症候群に関係しているものは少数であると考えられています。すなわち、ドーパミン、ノルエピネフリン、セロトニン、アセチルコリン、そしてオピオイドです。

ドーパミンは動作の制御に重要な役割を果たしています。神経伝達物質の研究の大きな転換は一九五〇年代後半から一九六〇年代前半におきました。パーキンソン病の患者では、脳の深い部位（基底核）のドーパミンの量がとても少ないことが発見されたのです。ドーパミン系ニューロンの活動の低下は、筋肉のこわばりや自発的動作の欠如、震えをおこします。パーキンソン病患者の脳内のドーパミンの量を増やせば、症状を改善できるのではないかということが考えられました。ドーパミンは血液と脳との間にあるバリアを越えることができないので、パーキンソン病の患者はニューロン内でドーパミンに変化する化学物質のL‐ドーパで治療されました。この考えは少なくとも部分的には成功しました。ほとんどの患者は症状が著しく改善しましたが、その改善状態を長く続けることができませんでした。こうした現象の最もドラマティックな例は映画『レナードの朝（Awakenings）』に描かれています。これはオリバー・サックス博士が書いた本を映画化したものですが、彼はトゥレット症候群に関する本も書いています。最近は、パーキンソン病にたいする新しい治療が行なわれています。その一つは、薬でドーパミンを増やそうとするのではなく、パーキンソン病の患者の脳に、ドーパミンを生産する細胞を移植する方法です。こうした手術の成績には良好なものもあるようです。

ドーパミンは知性と感情にも影響があることが知られています。統合失調症は脳のドーパミンの代謝異常によっておこるという幾つかの証拠があります。しかし、その異常はパーキンソン病の患者とは異なった部位でおきています。

一九六〇年代初めにハロペリドールが統合失調症や精神障害の治療薬として登場しました。ハロペリドールはドーパミンがシナプスを経て伝達するのを阻害することで知られています。ヨーロッパにおけるこの薬の試用段階で、ハロペリドールがトゥレット症候群の運動チックや音声チックを抑制する効果があることがわかりました。この発見がトゥレット症候群に対する新しい興味をかき立て、この病気の原因と治療に対する研究を加速しました。

当初、トゥレット症候群がパーキンソン病とは正反対の障害だと考えるのが理論的に正しいと思われました。パーキンソン病の患者は努力しても身体を少ししか動かすことができないのに対して、トゥレット症候群の患者は動かしたくなくても動かしてしまいます。ドーパミンが少なすぎるのではなく、多すぎるのに違いない。しかし、この理論は単純化しすぎていることがすぐに明らかになりました。ドーパミンがチックの原因に一役買っていると今でも考えられていますが、その本質的な役割は定かではありません。トゥレット症候群の患者の髄液の中にあるドーパミンの分解産物を測定すると、それは一定ではなく、この物質が過剰だという証拠はありません。ハロペリドールは多くのトゥレット症候群の患者に有効ですが、全員に効くわけではありません。ドーパミンの活動を促進させる薬（アゴニスト）であるアンフェタミンやコカインは、チックを悪化させますが、アポモルヒネ（同様にドーパミンのアゴニスト）には一時的な治療効果がありました。ドーパミン受容体の過敏性の可能性についてもまだ確証はありません。

現在、多くの研究の目はトゥレット症候群におけるドーパミンの病理学的役割に向けられていますが、その役割はまだ明らかではありません。

ノルエピネフリンは別名ノルアドレナリンとも呼ばれ、脳内にも副腎にも含まれています。ストレスや興奮により副腎から大量にこの物質が血液中に放出され（アドレナリンのラッシュ）、その結果、緊急事態において、より素早く考え行動することができるのです。危機的な状況において『超人』的な力を与えてくれるのです。しかし、この現象はいくつかの神経伝達物質の相互作用から成っています。

ノルエピネフリンのトゥレット症候群に与える役割は、まだ、不明です。しかし、クロニジンがトゥレット症候群の症状を抑えるという事実は、この物質が少なくとも部分的には関係していることを意味します。クロニジンは、ある種の神経受容体において、放出されたノルエピネフリンの効果を増加させる作用があることが知られています。ストレスがチックを増加させることは周知の事実であり、これはストレスと特に関係の深いノルエピネフリンがトゥレット症候群に関係している可能性を示唆しています。

セロトニンは身体のいろいろな場所（例えば、血小板や消化管の内膜）や脳に存在している神経伝達物質です。その役割の詳細はわかっていませんが、気分や睡眠や食欲に関係していることがわかっています。さらに、強迫性障害や偏頭痛にも関係しているほか、不安障害や攻撃性、自傷行為、衝動性などの問題にも関係していると思われます。強迫性障害はトゥレット症候群を引きおこす遺伝的欠陥の別の表われ方であるという可能性が強いので、強迫性障害との関係は特に重要です。

最近では、セロトニン再吸収阻害薬とよばれる薬が強迫性障害の治療に効果があるので用いられています。その名の通り、シナプスでのセロトニンの再吸収を阻害するように働いています。ある患者では、それらの薬がチックを軽減するのに役立っています。しかし、この治療法は科学的にはまだ確認されていません。

アセチルコリンは神経伝達物質として最初に発見されました。初期の研究には電気うなぎが使われました。その理由は、電気うなぎのニューロンはとても大きいばかりではなく、この物質を大量に放出するので、当時の研究器具で扱いやすかったからでした。

アセチルコリンの存在は長い間知られてきましたが、脳内におけるその役割は完全にはわかっていません。わかっているのは、アセチルコリンは脳の外のニューロン（末梢神経）から放出され、その信号を筋肉に伝えて筋肉を収縮させる、ということです。したがって、アセチルコリンはチックを含め体を動きやすくします。アセチルコリンはドーパミンを生産する細胞が分布している基底核にも存在しています。アセチルコリンに影響を与える薬を使った研究結果は一定していません。体内でアセチルコリンになるコリンやレシチンの脳内の量を増加させるために、これらの物質を過剰に投与した試みでは、その効果は患者によりまちまちでした。中枢神経系においてアセチルコリンの代謝に関係している化学物質がトゥレット症候群の患者で正常であるという報告は、この伝達物質がこの病気の原因に大きく関係しているという説に疑問を投げかけるものです。

オピオイド（アヘン様物質）は神経伝達物質の一種で、アヘンのような天然に存在する麻薬のように痛みを和らげる作用があります。しかし、オピオイドも他の神経伝達物質と同様に、その働きは解明され始めたばかりです。オピオイドはストレスや肉体的な傷を受けた時に体内から放出される自然の痛み止めと考えられています。重傷を負った人が比較的後になってようやく痛みを感じるのはそのためのようです。オピオイドの異常が、この病気に時々みられる自傷行為に関係している可能性があります。

エンドルフィン（モルヒネを含む）は、特に、大脳基底核に存在するオピオイドです。エンドルフィンの発見により、その薬物中毒に関する研究ばかりでなく、トゥレット症候群のような病気との関係についての研究が集中的に行なわれています。トゥレット症候群の患者の脳の解剖の結果、エンドルフィンの一つであるジノルフィンAが非常に減少していることがわかりました。しかし、トゥレット症候群が直接の原因で死亡することは無いので、解剖は稀であり、このようなことがいつもみられるものかどうかはわかっていません。少数のトゥレット症候群の患者の中にはチックがアヘン剤で軽くなることが知られています。エンドルフィン系に影響をあたえるいくつかの薬――作動薬（アゴニスト）と拮抗薬（アンタゴニスト）の両方とも――が知られていますが、トゥレット症候群の治療におけるこれらの薬の使用結果に関しては一定した結論が出ておらず、この病気に関するこれらの神経伝達物質の役割はまだ明らかではありません。

アミノ酸、ガンマアミノ酪酸（GABA）、グリシン、グルタミン酸塩、アスパラギン酸塩などの神経伝達物質も神経刺激の伝達と制御に関与していることがわかっていますし、一酸化窒素ガスや一酸化炭素ガスも同様の働きをすることが最近の研究で明らかにされています。しかし、これらのトゥレット症候群への関与はまだわかっていません。

神経伝達物質のほかに、ホルモンもトゥレット症候群の症状に関係していると考えられています。エストロゲン、アンドロゲン、プロゲスティン、ステロイドなどのホルモンは、神経伝達物質と共同して働きながら、複雑な監視とバランスの中で、体が恒常性を保つように働いています。トゥレット症候群の症状に男女差があるのは、神経伝達物質がホルモンによって影響を受けていることを示唆しているのかもしれません。例えば、動物の幼年期に男性ホルモンであるアンドロゲンが過剰に与えられると、ドーパミン作動系の受容体を変化させてしまう可能性があります。人間にホルモン治療を試みた研究でも、トゥレット症候群の症状がある程度緩和されることを示しています。

過去半世紀の間に脳の化学について多くのことがわかってきましたが、その進歩はイライラするほどゆっくりであり、特に、神経の障害で苦しむ人にはそう感じられることでしょう。しかし、生きている人の脳を研究することは極めて難しく、そのために研究が妨げられています。レントゲン、

CTスキャン、MRIは脳の静的な構造を明らかにできるに過ぎません。より新しい、高度なMRI（再合成立体MRI）によれば、健康な人とトゥレット症候群の患者の脳との間には微妙な違いがあることが示されています。『正常』な人の脳のレンズ核(脳の深いところの大脳基底核の部分)は左側が右側より大きいのですが、トゥレット症候群の患者の脳は、この非対称性が小さいとの結果がでました。最近発見されたこの知見は、神経伝達路のどの部分に異常があるかについての重要なヒントを与えています。脳波は活動している脳の電気的活動を測るものですが、複雑な化学物質の変化を記録することはできません。新しい種類のレントゲンであるPETスキャン（陽子放出型断層X線撮影）は、脳がいろいろな活動をしている最中の化学的変化を見ることができます。PETスキャンの技術がもっと向上すれば、より多くのことを知ることができるはずです。

脳を侵襲的な方法で研究することは人間では不可能ですし、動物に対してもおそらく容認できないと考えられます。いずれにせよ、動物の中で多彩なトゥレット症候群の症状のすべてが見られるものはありません。

ことによると、トゥレット症候群の患者の脳の解剖により、もっと多くの知見が得られるかもしれません。幸いなことにこの病気が直接の原因で死亡する人はいませんが、皮肉にもそれがこの病気の研究を難しくしているのです。近年ではごく少数のトゥレット症候群の患者の脳が解剖されたに過ぎず、トウレット協会の努力による脳バンクにも期待されたほどの脳の遺贈は行なわれていません。多くの人たちがこうした研究を原則としては認めても、実際には自分自身や子どもの脳を遺贈するのは難しいことなのでしょう。

結論として、トゥレット症候群の病理は、一つあるいは多分複数の神経伝達物質系の異常により、正常な脳の機能に必要なとても微妙なバランスが崩れていることに由来するに違いありません。

現在、まだ、この病気にどの神経伝達物質系がどのようなかたちで、どの程度関与しているのか知ることはできません。ドーパミン作動系神経が関係しているように思われますが、それが一次的なものか二次的なものか、そして実際どのような形で関係しているのかは謎のままです。その他の神経伝達物質、ホルモン、神経調節物質も疑いなく関係しており、こうした化学物質の多くが一緒に作用していると考えるのは妥当なことです。これらの分野の研究は、最近特に積極的に行なわれており楽観論もでています。しかし、トゥレット症候群で苦しんでいる人たちにとって、早すぎる研究成果というものはありません。

第六章 遺伝

ロックマン一家がトゥレット症候群について学んでいるうちに、トムは過去から現在までの自分自身のチックについて考え始めるようになった。マイクに多分、自分のチックが遺伝したのだと気づいたが、どうして自分がそういう遺伝子を持ってしまったのかわからなかった。自分の家族の中にチックがある人を思い出せなかった。

トムの父は二十年も前に亡くなった。母は再婚してアリゾナに住んでいた。トムは母と週に一度は電話で話をするが、母がマイクのことを心配しないように、彼のことはできるだけ少しずつ、また、できるだけ何気なく知らせようと思っていた。ところが驚いたことには、トムがやっとの思いで母にトゥレット症候群の話をしたら、彼女はこの病気についてかなり多くのことを知っていた。

母が言うには、最近、この病気の歯医者さんにかかり始めたと言うのだった。その歯医者さんはその地域では尊敬されていて、治療も上手だった。彼は患者さんの歯を治療している時には、ほとんどチックが出ないが、治療の合間には吠えるような甲高い声をときどき出した。彼は母にそのことをよく説明してくれて、待合室にはトゥレット症候群を紹介したパンフレットも置かれていた。

トムは母の反応がよかったのですっかり安心した。そして、自分が子どもの時のチックについて聞いてみた。彼が出していた『グアー』という声を覚えていると話してくれたが、それは大きくなった扁桃腺のせいだと思っていた。そして、他のチックは覚えていないし、気づかなかったと言った。親戚のほかの人にもチックを持っている人はいないと言った。そして、トムの父の妹である、おばさんのリリーに連絡して、父方の親戚はどうか聞いてごらんと教えてくれた。

トムはリリーおばさんに長い間連絡していなかったので気が引けた。おばにトゥレット症候群のことだけを聞くために連絡したようには思われたくなかったので、日曜日に訪ねてみようと思った。誰かを一緒に連れていこうとしたが、サラは忙しいと言うし、二人の娘は友達が遊びに来るし、マイクはジェイソンを家に呼んで遊びたがっていた。本当のところ、みんなおばさんと会うのはあまり気がすすまなかったのだ。おばさんはいつも自分のことばかり話し、とても不平が多かった。心気症的で、他人と自分の病気を比べ、いつも自分の病気が一番大変だという話をするのだった。

この日の日曜日も例外ではなかった。トムがマイクの話をして、親戚にチックを持った人がいたかどうかをたずねると、おばさんは自分が子どもの頃に患っていた小舞踏病のことを話し出した。

「トム、あなたには想像できないことかもしれないけど、自分ではどうすることもできない動きが、顔や手にあったわ。とても恐ろしくて、両親が家中の鏡を閉じて私に自分の動きが見えないようにしたの。両親は私がそれを見て驚きのあまり死んでしまうのではないかと思ったのよ。その動きのために何カ月も学校を休んで家に閉じこもったわ。お医者さんは私の心臓のことをとても心配したの。でも、幸いにも、心臓の問題はおきなかったけど」とおばさんは沈んだ口調で言った。そして、「少なくともその当時はなかったわ」と付け加えた。「でも、最近は心臓の調子がとても悪くてね、その時から神経が弱くて、お医者さんからは、あまり驚いたり強い刺激をうけないように注意されていたんだけど。もしそんなことがあれば、今でも動きが出てきそうよ。でも、それは誰にも見せないわ。マイケルの病気のことは聞いたことがないけど、小舞踏病ほどは恐ろしいものではないはずよ。私がどんなに大変だったか、わからないでしょうね」

トムは小舞踏病について前に少し聞いた覚えがあるだけで、実際どんなものか見当もつかなかった。家に帰ってから辞典で引いてみた。それは舞踏病の一種で、舞踏病とは『人や犬の細菌感染またはさまざまな神経系の異常によって生じ、自分ではコントロールできない目的のない体や顔や手足の非常に不調和な動きを共通の特徴とする』とあった。トムはこの病気がトゥレット症候群とどう違うのかわからなかった。次回ホール先生と会った時に、聞いてみようと思った。それから、犬はどうなんだろう？　変な吠え方でもするのだろうか？

とりあえず、トムは自分が子どもの時のチックについて思い出そうとした。よく覚えているのは『グアー』という音である。今でも、その音を出した時ののどの感じを覚えている。今、また、その音を出すのは、癖になりそうで怖いと思った。けれどその当時は、それによって満足感みたいなものを感じていた。また、子どもの時には、頬の内側を噛んでいたことも思い出した。どこからか、そうすることで口の中の癌になると聞いて心配したが、それでも長い間、止めることができなかった。そして、この『癖』をいつ頃から止めたのかもはっきり覚えていない。

大学生の時には口のチック——口の右端のすばやい動き——があったのを覚えている。当時、彼が熱を上げていた女の子が、そのチックが『おもしろい』と言ったので、わざと誇張してやっていた時期もあった。その動きは確かにチックだった。それも少しずつ軽くなったが、その後何年もの間ときどき再発していた。最近ではすこし変化して、口の右端からそっと息を吸い込むような動きをする。普段はそうしていることにほとんど気づいていないが、実際にはかなり頻繁にしているかもしれないと認めざるをえなかった。

それ以外のチックを思い出すことはできないが、サラが言うにはトムはいつも貧乏揺すりをしていたという。最初のデートの時、二人は図書館で一緒に勉強していたが、サラは突然建物全体がゆれるように感じたという。トムの腕をつかみ地震に違いないと言ったら、実は彼の足が床を振動させていただけだった。それ以来、その話は、二人の間で笑い話になっていた。貧乏揺すりをする人は多いが、それはチックなのだろうか、それともチックではないのだろうか。

チックのほかに、トムは少なからず強迫的なところがあった。整頓に関しては確かに強迫的だった。散らかった部屋では落ち着けず、他の家族はそういう感じがないので、彼がいつも整頓や片付けをしていた。このことも家族の笑い話になっていて、サラは彼のことをテレビ番組の『おかしなカップル』にでてくる整頓に強迫的な『フェリックス君』と時々呼ぶことがあった。結婚当時はそれが二人の間のイライラの原因になったこともあるが、次第に折り合いをつけていって、もう、問題にはなっていなかった。

それから、トムには数に固執することがよくあった。道路の車を数え、数字ゲームを頭の中でした。ごく最近では、十、二十、三十と十の倍数の車を数えては立ち止まっていた。それから、彼が追い抜いた車の数と、追い抜かれた車の数を同じにしたり、ナンバープレートの数字で数字ゲームをしたりしていた。

自分でも少し驚いているのだが、トムは働いているオフィスのビルの入り口から自分の事務室まで何段の階段があるのか、正確に知っていた。五五段でなければならなかった。入る時に、もし五四段と数えたとすると、最後の段で二回足踏みをして帳尻を合わせた。こうしたことはあまり深く考えたことがなかった。大抵あまり意識的ではないが、それでもいつも数えているのだった。おそらく、それは鼻くそをほじるようなもので、誰でもしていることだが誰も意識してやっているものではないだろう。彼がサラにこういう話をしたら、サラは笑い出し、ほんとうに奇妙だと感じているようだった。

その後、ホール先生のところに行った時、マイクの両親はリリーおばさんのことやトムのチックと強迫症状について話した。ホール先生はトムの昔の様子をとても興味深げに聞いてくれた。確かにトムは運動チックも音声チックも持っていたが、マイクのチックほどひどいことはなかった。トムの今までのチックのパターンは、軽く、間欠的で、さまざまに変化する運動チックと音声チックとがあり、何年も症状がなくなる時期があった。これは、トゥレット症候群と呼べるほどのものではないが、ホール先生の考えでは、現在も続いている軽くてさまざまに変化するチックと軽い強迫症状があるのは、トムがトゥレット症候群の遺伝子を持っていることを示しているのかもしれない、とのことだった。

さらに、リリーおばさんの小舞踏病も、もしかすると軽いトゥレット症候群が悪化したものかもしれなかった。昔は、この二つの病気はよく間違えられたということだった。シャイデンハム舞踏病（小舞踏病の正式名称）は抗生物質がなかった時代によくみられた病気で、多くのトゥレット症候群の患者がこうした病気と間違えられて診断されたかもしれない、とホール先生は考えた。舞踏病の動きはトゥレット症候群のそれとは少し異なるが、その違いを見分けるのは難しいことがある。

「いろいろな種類のチック障害はその程度が異なるだけで、同じ遺伝子の欠陥によっておきるのかもしれないし、トゥレット症候群は強迫性障害や注意欠陥・多動性障害と遺伝的に関連しているのかもしれません。まだ、十分なことはわかっていませんが、多くの研究が行なわれています。マイク君が自分の子どもを持つ頃には、トゥレット症候群の遺伝についてもっと多くのことがわかっていることを期待しましょう」とホール先生は言った。

⁂

ジル・ド・ラ・トゥレット博士は、当時からトゥレット症候群が遺伝する病気だと考えていましたが、遺伝様式を知ろうとする研究は最近はじまったばかりです。そのため、現在の私たちの知識はまだ浅く、さまざまな議論が続いている状態です。トゥレット症候群の遺伝を理解する上で必要な一般的な遺伝の原理を勉強してみましょう。

卵細胞と精子以外のヒトのすべての細胞は二三対（四六個）の染色体をもっています。そのうち一対は性染色体で、男性ではXとY染色体であり、女性では二つのX染色体があります。その他の二二対は常染色体といわれています。卵細胞と精子は、それぞれの対から一つの染色体を受け継ぐので二三個の染色体をもつことになります。

染色体は非常に長いデオキシリボ核酸（ＤＮＡ）分子からできています。その人の特徴となる遺伝子は、それぞれのＤＮＡ分子の小さな部分の集合から形成され、どの染色体も数千の遺伝子からできています。全員（一卵性双生児以外は）その人固有の遺伝構成をもつ独自のＤＮＡパターンを持っており、ＤＮＡパターンは指紋と同じように個人の同定に利用できます。推定では、五万個から十万個の遺伝子がいろいろに組み合わされ、その人を他人と違うものにしています。一人の人の中に、ある特定の遺伝子が存在したり、しなかったりすることを、その人の遺伝子型と呼びます。個人の持つ外見の特徴、つまり表現型は、その人の遺伝子型とは必ずしも一致しません。ある遺伝子は他の遺伝子にくらべて優性であったり、優性な遺伝子も環境要因の影響を受けている可能性があり、その表現型は変化しています。したがって、青い目と茶色の目の遺伝子を持つ人は、茶色の目の遺伝子が優性なので、茶色の目を持つことになります。しかし、背の高い遺伝子を持つ人でも、栄養が不充分だと背が低いこともありえます。

トゥレット症候群についての初期の遺伝的研究は、この病気が遺伝することを証明することに焦点を当てて、遺伝の様式を見つけようとしていました。したがって、多数の患者とその家族が見つかり、研究に参加してくれるまでは重要な研究はできませんでした。

一九七〇年代後半から一九八〇年代前半にかけて、トゥレット症候群および慢性チックは同じ家族に見られる傾向があるという、いくつかの報告が出されました。この知見は、慢性チックとトゥレット症候群は同じ原因に由来することを示唆し、トゥレット症候群はチック障害の範疇で重症なものであることを意味しています。一人または二人ともトゥレット症候群を持つ双子を対象とした研究で、この仮説が確かめられました。一卵性双生児（遺伝的に同じ）では七七％が、二人ともトゥレット症候群ないしは慢性チックを持ち、二卵性双生児（遺伝的には兄弟と同じ）では二三％がそのような結果でした。

このデータは、トゥレット症候群をおこす遺伝子は、他の遺伝的または非遺伝的要因により変化を受け、表現型の範囲は広く、いろいろな種類のチック障害として出現したり、場合によってはチック障害として出現しないこともあることを示しています。

トゥレット症候群の遺伝子の別の表現様式はあるのでしょうか？　このような疑問は、議論の的となってきました。トゥレット症候群の遺伝子研究に関する突破口は一九八三年に開かれました。カナダのアルバータ州のラクレートに住むディヴィド・ジャンツェン氏が、地元の医者ではわからない病気の診断を求めて、ニューヨーク州ロチェスターにあるストロング・メモリアル病院を訪れたことから始まりました。ラクレートはアルバータ州の北部のプレーリーにある人口六〇〇人の町でした。町の人々の主要な収入源は農業でした。ジャンツェン氏と同様、住民の多くはキリスト教のメノー派で、同じ宗派の人と結婚し、移動することも少なく、家系の記録がよく残されている、言うなれば、この町は遺伝学者には夢のような対象でした。ジャンツェン氏はトゥレット症候群を持っていました。遺伝学者の興味をさらにひいたのは、彼が、ストロング・メモリアル病院のロジャー・クーラン博士に、親戚には同じような症状の人たちが大勢いると告げたことでした。

その後まもなく、クーラン先生とその同僚がラクレートに調査に行きました。彼らは、最初にチェック・インしたモーテルのスタッフがトゥレット症候群の症状を持っているのを見て、ここに来たことが無駄ではなかったと思いました。その後二、三年の間に、ロチェスター大学の研究者がラクレートを何度か訪問して、ジャンツェン氏の遠い親戚を含め多くの人に聞き取り調査をしたり、ビデオ撮影をしたり、血液を採取してイェール大学で遺伝子検査を行ないました。こうした、患者の協力による研究の結果、トゥレット症候群の実態についての新しい知見が得られ、米国の他の場所でも家族調査が行なわれるようになりました。

特に重要な点は、ジャンツェン氏の家系の八〇%以上の人がトゥレット症候群または慢性チックを持っていましたが、その症状は軽く、医者にかかろうと考えたこともなかったという発見でした。この事実がわかるまでは、トゥレット症候群はすべて重症かつ大きな障害をもたらす病気で、軽快の可能性のないものだと考えられていました。トゥレット症候群に詳しい医者たちは多くの軽い症例があることに疑問を感じていましたが、この発見により、そうした事実が正しいことが明らかになりました。

ラクレートの研究から得られた知見の一つは、トゥレット症候群をもつ人やその親戚に強迫性障害をもつ人の割合が多いということでした。チックは男性に約三倍多く見られましたが、強迫症状は女性に約三倍多く見られました。この事実から導かれる仮説は、強迫性障害のある種のものはトゥレット症候群の遺伝子の表現型の一つで、しかも女性に多く現われるというものです。

注意欠陥・多動性障害とトゥレット症候群との遺伝的関連性については、研究者間で議論のあるところです。最近の研究によれば、注意欠陥・多動性障害のある特定のタイプが、遺伝的にトゥレット症候群と関係しているといわれています。

ごく最近まで、グレゴー・メンデルがえんどう豆で行なった最初の実験と同じような方法で遺伝の研究が行なわれていました。この方法は、まず、ある特徴をもっている家系の家系図を数世代にわたって完全に作ります。情報が正しく、正確に作業が行なわれていれば、一定の遺伝パターンが浮かび上がり、その特徴についての遺伝子が優性であるか劣性であるか、また、性に関係しているか、他の要因に影響されているのかを知ることができます。出生時に病気が明らかでない場合には、その子がその病気を発症するか否かは確率で話すしかありません。したがって、ハンチントン舞踏病のような中年まで発症しない遺伝病は、その人がその遺伝子を持っているかどうかがわかる前に、その子どもに伝わってしまっている可能性があります。

ＤＮＡの構造がわかってから、遺伝の有無を見つける新しい方法が発見されました。今では、ヒトの細胞の染色体の中の個々の遺伝子を特定することができるようになりました。したがって、トゥレット症候群の症状を引きおこす遺伝子（一つあるいは複数）を最終的には見つけ、研究し、変化させることもできるでしょう。病気の遺伝子が特定されれば、その体内における働きを知ることができます（例えば、脳内のドーパミンの生産を変化させるとか）。そして病気自体がよりよく理解され、新しい薬物療法が見つかるかもしれません。将来、異常な遺伝子を胎児の時に取り替え、病気が発生する前に治療することも可能かもしれません。

したがって、特定の遺伝子を見つけることは理論的に興味があるばかりではなく、実用的にも大きな意味があります。米国の保健社会福祉省はそのような研究に注目し、『米国ゲノムプロジェクト』という計画を始め、ヒトの細胞の染色体に含まれるすべてのゲノム（遺伝）情報を調べようとしています。このプロジェクトにはたくさん研究機関が協力し、最初の五年間に年間二億ドルの資金が投入されました。現在まで順調に成果が出ているそうです。目標は一九九五年までにすべての染色体を調べることであり、この目標は達成されそうです。しかし、染色体の地図を作ることは、ヒトの遺伝子がどのように働いているかを知るための膨大な作業のごく一部にすぎません。次の目標はヒトの遺伝子を作っている三十億個のＤＮＡの配列を調べることです。この作業の終了目標は二〇〇五年の予定です（訳注：ヒトゲノムは、現在、国際チームによって解読が進められ、二〇〇三年四月完了予定です）。米国ゲノムプロジェクトは最終的にはトゥレット症候群の遺伝子の特定につながることですが、このような巨大なプロジェクトのなかでそれがいつになるのかは不明です。

ヒトの遺伝子に含まれる情報は膨大で、ニューヨーク市の電話帳の十冊分にもなります。

トゥレット症候群の遺伝子の位置と組成を決める作業をスピードアップするために、トゥレット協会は協力プロジェクトを一九八〇年代後半からはじめました。世界中の研究機関から研究者が集まり、この病気の遺伝について議論する研究会を開いたり、特定のプロジェクトに研究費を出しています。この協力と的を絞った研究により、トゥレット症候群の治療法を見つける作業を早められると期待しています。過去数年間に、目的とする遺伝子が存在する特定の染色体を科学的に推測できるようになったので、成功への期待がやや楽観的にもたれました。しかし、残念なことにトゥレット症候群の遺伝子がある染色体はまだ特定できていません。けれど、最近の報告ではヒトゲノムの五〇％以上が遺伝子としての役割を持たないことが判明しています。このことがわかっただけでも大きな成果です。

遺伝子の特定ができていなくても、かなりの正確さで予測ができるようになってきました。例えば、慢性チックと強迫症状、運動チックと音声チックとが同じ遺伝子の異なった表現型である可能性です。ある研究によれば、トゥレット症候群は優性遺伝すると言われています。すなわち、両親のうちの一人がその遺伝子を持っていれば、妊娠したときにその子どもがその遺伝子を受け継ぐ確率は五〇％です。もし、両親ともその遺伝子を持っていれば、子どもがその遺伝子を受け継ぐ確率は七五％になります。

以上のような研究結果から、トゥレット症候群が遺伝する確率はかなり高いと思われます。しかし、遺伝子を受け継いだ子どもが必ずしもトゥレット症候群の症状を担うとは限りません。症状の発現には他の要因も関わっているようです。性別は重要な要因です。男の子の場合には症状が出る可能性が高いでしょうが、ほとんど目立たないようなもの（とても軽いチックや強迫症状）から複雑な症状まで、様々な程度があるでしょう。遺伝子を受け継いだ女の子では症状を示す可能性は幾分少なく、七〇％ほどでしょう。

トゥレット症候群の症状の程度に影響を与えるその他の要因は、まだ、よくわかっていません。一卵性双生児の研究では、出生時の体重が軽い子どもの方がほとんど決まって重症のチックになる傾向があります。したがって、出生時の体重を軽くさせる要因が、子どもが大きくなってからひどいチックを引きおこすことに関係している可能性があります。この要因が何であるのかはまだ不明です。

両親ともトゥレット症候群の症状が無いとしても、双方あるいはどちらか一方がトゥレット症候群の遺伝子を持っている可能性があります。よく調べてみると症状のある親戚がいたり、遺伝子を持っているだろうと思われる親を特定することが可能です。そのような手がかりが見つからない場合には、子どもたちが病気になるかどうかは予想できません。現在、トゥレット症候群の約一〇～三五％が特発的なもので、トゥレット症候群の遺伝子を持たない家族にみられています。そのようなケースは、胎児期の影響や出産時におこった異常によるものかもしれません。大脳基底核（脳の深い場所にありドーパミン生産神経が集まっている領域）は酸素の欠乏にとても弱く、出産時の異常の影響を大きく受けるのかもしれません。

トゥレット症候群を引きおこす遺伝子がわかるまでは、症状の無い人がこの病気の遺伝子をもっているかどうか、胎児がその遺伝子をもっているかどうかなどを知ることはできません。数年後には遺伝的検査やトゥレット症候群の治療が可能になることを期待しています。治癒は薬物的療法、あるいは実際に遺伝子の欠陥を治すことでもたらされるかもしれません。

サイエンス・フィクションの作家たちは、長い間、遺伝子工学の成果を頭の中だけで想像してきましたが、最近のこの分野の進歩はそれを現実味を帯びたものにしつつあります。初期の目標は、酵素のような化学的物質を生産する遺伝子を、それが不足している人の細胞に入れることです。細胞は普通、とてもよく保護されていますが、ウイルスは細胞壁から侵入し、健康な細胞の遺伝子の中にウイルスの遺伝子を組み込むことができます。このような事実から、『病原性のない』ウイルスを運び屋として、必要な遺伝子が不足している細胞に運ぶことができるのではないかと考えられました。一九八九年に、進行癌の患者からとった腫瘍に浸潤されたリンパ球（白血球）に、そのような運び屋を入れることに成功しました。その遺伝的に変化させられたリンパ球は患者に再注入され、その後、そのリンパ球が腫瘍の中に存在することが確認されました。この方法はとても高価で技術的に難しく、患者の三〇~四〇%に一時的な改善が見られただけでしたが、遺伝子治療が可能であることを証明するものでした。

一九九〇年に、稀な遺伝疾患で、アデノシンデアミナーゼ（ＡＤＡ）という酵素の不足でおきる重症複合型免疫不全症（ＳＣＩＤ）の子どもが遺伝子治療を受けました。ＡＤＡを生産する遺伝子が運び屋に組み込まれ、子どものリンパ球を目指して運ばれました。この方法はある程度の成功をおさめました。ＳＣＩＤの子どもたちはエイズ患者と同様に感染に弱いのです。なぜならどちらも適切に働く免疫系がないからです。最初の例と現在治療を受けている例では、ＡＤＡを生産する遺伝子を組み込まれたリンパ球が一、二カ月おきに注入されています。現在、ＡＤＡが体内で少しずつ生産されており、免疫力は改善されつつありますが、まだ正常ではありません。この治療は、現在まで、増殖力が大きく抽出と体への再注入が簡単な血球を使って行なわれています。将来は別の細胞を使っての試みも計画されています。理論的には、卵細胞や精子を変化させて、遺伝的欠陥をもつ人の子どもに様々な遺伝病を遺伝させないようにすることが可能になるはずです。現在は、社会的、倫理的、経済的な理由で、遺伝子治療は重症で生死に関わる症例にかぎり行なわれています。

第七章 強迫症状

マイクはクロニジンで治療を続けていたが、家でも学校でも行動にはっきりとした変化が見られるようになった。エマーソン先生からは全てが順調に進んでいるとの手紙も届いていた。チックは相変わらず続いていて、興奮したり不安になっている時には出やすいが、勉強にも身が入り始めて集中力もよくなり、全てに対して積極的になってきた。そして、マイクはエマーソン先生を敵としてではなく、味方として見るようになり始めた。先生は、彼を授業中ときどき教室から解放させる必要があるのを理解していて、そうさせるときには彼にばつが悪くないように配慮してくれた。学期の最後の月に、先生は『ジオパディー』というゲームをするためにクラスを二つに分けた。質問はこの一年間勉強してきたことの中から選ばれ、毎日一科目ずつ行なわれた。例えば、月曜日は算数、火曜日は歴史、水曜日は書き取り…。エマーソン先生は、このゲームを毎年しているが、生徒たちはそれを前から知っていて、とても楽しみに待っていた。先生はマイクをタイガーチームのキャプテンに指名した。これはとても名誉なことで、課外時間をできるだけ多くの級友たちと過ごさせたいという先生の意図だった。生徒たちは戦略会議を開いて、翌日出題されそうな問題をお互いに出し合いながら練習した。そのため、級友との電話でのやり取りがとても多くなった。両親はマイクがそれに熱中しているのを見て喜び、先生の機知に富んだ援助に感謝していた。今まで、マイクはジェイソンとはよい友達になっていたが、学校以外で他の友達と会うことがほとんどなかったので、これはとてもいい機会だった。

両親はマイクにもっと友だちをつくってもらいたかったが、うまくいかなかった。誕生パーティーも嫌だと言うし、もし強引にやろうものなら怖がって逃げるありさまだった。トムが野球のチケットを三枚余分に買ってきてマイクに友達でも誘ったらと促しても、マイクは、あまり気乗りのしないサラや二人の姉と行く方がいいと言うのだった。

そこで、トムは、アービンさんと彼の息子のジョンとハービーを野球観戦に誘うことにした。マイクはトゥレット協会の会合でジョンと仲よくしていたが、自分から電話をしたり会ったりするのは嫌がっていた。トムはマイクがトゥレット症候群を持つ他の子どもたちと付き合うのを強要したくはなかったが、アービン家の人達は非常に親切で、マイクが自分の殻を破るにはジョンのような外向的な友だちが必要だと感じていた。

アービンさんは招待を受けたが、ハービーが行けるかどうかはわからないと言った。ハービーは新しい薬を飲み始めたばかりだったので、どんな状態なのか心配だった。トムはハービー君のチケットもとっておくから、来れるようなら一緒に来てくださいと伝えた。

観戦の当日、アービンさんが電話でハービーの調子がとてもよく、三人で行きますと伝えてきた。球場の外で待ち合わせることにした。

トムとマイクが球場に着くとアービン一家はすでに待っていた。球場までどのくらいかかるのか見当がつかなかったので、早めに出てきたら四五分も待つはめになってしまいましたと話してくれた。トムはちょっと奇妙に感じた。彼らはそれほど遠くに住んでいるわけではないし…。けれど、座席を見つけてホットドッグを買って座る頃には、そのことは忘れてしまっていた。

トムはもうマイクがスコアカードをつけられる年齢だと考え、付け方を教える約束をしていた。スコアカード売りが来るとトムは全員の分を買った。アービンさんは愛想笑いをしながらカードをつけるのは遠慮しますと言った。けれど横からハービーが「父さん、大丈夫だよ」と口をはさんだ。全員がスコアカードを持ち、トムはマイクとジョンに選手一人一人のスコアの記入の仕方を教え始めた。その間、アービンさんはハービーとヒソヒソ話をしていた。トムは、どうしたのかと不思議に思った。ジョンが「父さんは、ハービーが強迫性障害をもっているので、スコアをつけると動揺するかもしれないと心配なんだ」と言った。トムはますますわからなくなった。

「強迫性障害ってなんだい？」とトムが聞いた。

「強迫症状を出す病気のことだよ。最近、特にひどかったんだけど、新しい薬を飲み始めてから、かなりよくなったよ」とジョンが答えた。

トムは強迫症状のことは知っていた。強迫症状が彼自身の生活の一部をなしていることを、家族やホール先生に告白したのはつい最近のことだった。また、マイクもベッドの整頓や『ぬいぐるみ』の並べ方に強迫的な行動が見られることに気づいていた。けれど、強迫性障害という言葉は聞き慣れなかった。そのことを聞いていいものかどうか迷ったが、好奇心には勝てず、四イニング中にアービンさんとホットドッグを買いに行った時、ハービーの強迫性障害と薬のことを聞いてみた。

アービンさんはハービーの問題を話す機会ができてうれしそうだった。

「先ほどは失礼な態度だったかもしれませんがすみません。ハービーのことが心配だったんです。彼に恥ずかしい思いをさせたくなかったんです。ご存知かと思いますが、強迫症状はしばしばトゥレット症候群にみられます。マイク君にはあるかどうかわかりませんが…」

「ええ、マイクにもあります。でも強迫性障害という言葉は知りませんでした。正確にはどういう意味ですか？」

「強迫性障害とは、強迫症状、つまり、強迫観念や強迫行為が強くなって、生活に支障がでる状態になるとそう呼ぶんです。それは独立した一つの病気だと考えられています。トゥレット症候群でなくても強迫性障害になることはあります。けれど、トゥレット症候群に併発してごく普通にみられるんです。ハービーのトゥレット症候群は、病気の程度としては平均的なものだったと思います。正しい診断にたどり着くまでには時間がかかりましたし、その上、医者にはハロペリドールを大量に出されすぎてしまったんです。一日に一五㎎もですよ。チックは治まりましたが、体重が増え、物事への関心を無くしてしまいました。医者の診断は正しかったんですが、正しい治療法を知らなかったんです。ハロペリドールのためにハービーのチックは治まったけれども性格が全く変わってしまったと医者に話したら、チックがなくては生活に適応できないのでしょうと言って、心理療法士を紹介したんです。信じられますか？　もし医者の言うことを聞いていたらどんなことになったでしょうね…。さいわい、妻と私は機転を利かせて、ハロペリドールの量を減らしていったんです。医者はダメだと言ったんですが。飲む量を一日に三～四㎎にしていくと、彼は元の性格を取り戻し、増えた体重を減らすのにそれほど時間はかかりませんでした。その後、最悪の事態は乗りきったと思いました。しばらく、順調でした。チックも少しありましたが、それとうまく付き合っていました。チックが生活の邪魔になることも無く、優秀な生徒でね…。大きくなったら医者になりたいと言っていて、私もそうなれると思っています」

「そうそう、マイクがハービー君は頭がいいと言ってました」

「ええ、確かに頭はいいんです。高校では特別英才クラスに入っています。でも最近は強迫性障害のために色々な問題がおきて、留年しなければならないような状況です。私が思うには、強迫性障害は二、三年前、チックが強迫行為のようになってきた時から始まりました。例えば、自分の鼻をバイクのハンドルにこすりつけるような動作が始まり、事故を何回おこしても、それを止めることができないんです。なんでも触りたがる、本当に何にでもですよ、しかも必ず三回触るんです。それから夜、寝る前には長い儀式のようなことをしなくては気が済まず、また、朝、着替える時にもそうなんです。何度も何度も、電灯を付けたり消したり戸締りを確認したりします。また、服はきちっと着ないと気が済まない。どんな些細なことでもある一定のやり方でやらないと、気が済まないでやり直す。朝、服を着るのに二時間以上かかり、寝る前にも同じくらいかかります。妻と私は自分たちでハロペリドールの服用を管理してきました。医者は処方箋を書くだけです。そこで、私たちはハロペリドールの量を増やしてみましたが効果がなく、ハービーはもう薬は飲みたくないと諦めてしまったんです。チック自体は大きな問題ではありません。強迫行為が彼の生活時間を奪っているんです。そして学校の勉強にも影響が出ています。教科書で数字の『4』を見たり大きな声で言われるのが耐えられないんです。ハービー自身もそのことが全く意味のないことだと理解はしていますが、何かのやり方でその数字を『チャラ』にしない限り、何か恐ろしいことがおこりそうな怖い気持になると言っています。4の数字の横に『4―』を書いたり、4を聞いた時には『マイナス４』と自分自身に言いきかせるのです。それでもダメな時もあります。おや、注文したものができた。ホットドッグ五個とスプライト三本とコーラ一本。トムさん何にしますか？　これは私のおごりですよ」

「どうも、じゃあコーラにします」

「コーラをもう一本とクラッカージャックを少し」

「ありがとうございます。マスタードはどういたしましょう？」

「いただきます。これでよし。とにかく、言いかけていたところだったんですが、だんだんひどくなってきたんです。彼は数字にこだわり、正の数と負の数や私のわからないことまで心配し始めたんです。そして、４で割れる数をすべて『チャラ』にしないと気が済まなくなりました。ついに数学の勉強は中断せざるをえなくなったんです。これはものすごいストレスでした。学校側にすべてを説明して、先生たちはよくわかってくれました。症状がよくなるまで数学だけを中断すればいいと私たちは思っていましたが、彼はまじめな性格なので、ほんとうに意気消沈してしまいました。自殺のことまで言い始めたんです。そこで数カ月、心理療法に通わせて少しは役だったようでしたが、強迫性障害の解決にはなりませんでした。けれど、その療法士はトゥレット症候群のことをよく勉強してくれて、何がおこっているのか理解してくれていました。そして、ホール先生に診てもらうようにすすめてくれたんです。ホール先生には感謝しています。マイク君もホール先生に診てもらっているんですよね」

「ええ、彼女はすばらしい先生です」

「そう、先生はアナフラニールという薬を出して、いろいろ説明してくれました。そして『手を洗うのをやめられない（The Boy Who Couldn't Stop Wsahing）』という強迫性障害について書いてある本を紹介してくれました。薬の飲み始めはとても眠くなったので、量の調節にしばらく時間がかかりましたが、先週くらいからよく効いているようです。まだ、朝おきてから服を着るのに時間がかかりますが、前ほど悪くはありません。今日、球場に来るのに待ち合わせ時間より一時間半も早く着くように家を出ました。というのも、時には何度も家に戻って確認したり、道端の標識を正しく読んだかどうか戻って確かめる必要があるからなんです。でも、今日は家を出てからまっすぐに球場に来られました。その上、彼はスコアをつけて楽しんでいます。数字の4を書く変わりに星印を書いているんです。それでうまくいっているようです。学校でもそうできるといいのだけれど。息子があんなに楽しんでいるのを見ると何とも言えません。今日は誘っていただいて本当にありがとうございました」

トムは強迫症状がそれほどひどくなるものだと聞いてショックだった。彼は強迫症状とはちょっと厄介だが、楽しい面もあるものだという程度にしか考えていなかった。強迫的に手洗いをする人やハワード・ヒューのように細菌に強迫観念を持っている人のことは聞いていたが、ハービーにおこったようなことは全く聞いたことがなかったのだ。

＊　＊　＊

「歩道の継ぎ目を踏んだなら、おまえの母さんの背が折れる」この遊びを経験したことがある人は多いでしょうが、本気にする人はまずいません。しかし強迫性障害の人には、この歌は致命的な意味をもちます。

強迫的という言葉は、人の行動を表現するためにしばしば用いられます。例えば、主婦が強迫的に清潔だとか、ランナーが来たるべくマラソン大会のために強迫的に練習しているなどと言うことがあります。アルコール依存症や麻薬依存症の一二段階自助プログラムでは、飲酒や麻薬の使用を強迫的な行動と言います。強迫観念という名前の香水があります。この名前の意味するところは、この香水をつけた人に異性が情熱的に引き寄せられて、他のことを考えられなくなるほどいい香りだということです。

多くの人が時として人や物事に強迫的になるといいます。強迫的ということはよい意味でも悪い意味でも使われます。外科医に手術をされる人は誰でも、外科医が強迫的に手術をしてくれることを望むでしょうし、強迫的に綺麗ずきな人と暮らすのは、その人の性格と強迫の程度により、苦痛なこともあるし、場合によっては快適なこともあります。強迫観念と強迫行為は、生活を混乱させるほどひどくなると問題になります。強迫性障害という病気を持つ人にとって、強迫観念と強迫行為は欲せざるもの、混乱させられるものであるばかりでなく、大切な時間を奪い日常生活に重大な支障をきたします。

精神疾患の分類と診断の手引改訂第三版（ＤＳＭ-Ⅲ-Ｒ）における強迫観念の定義は、

継続する観念、思考、衝動やイメージで少なくとも最初は侵襲的で意味がないものとして経験される。……人はそのような思考や衝動を無視したり抑圧しようとするか、他の思考や行動で打ち消そうとする。人は強迫観念が自分自身の心の産物であり、外から押し付けられたものではないと理解している。……

しかし、こうした観念は非常に侵襲的であり混乱させられるもので、強迫性障害の子どもは頭の中で声が聞こえると言うこともあります。当然のことですが、両親や医者はその子どもが実際に声を聞いているのか、それとも単に非常に強く感じられる侵襲的な考えであり、子どもが自分自身の考えと認めたくないのかを確かめることが重要です。こうした混乱がおきるのは、それを体験する人が強迫観念をどんなにか『馬鹿げたこと』だと思っているのかを表わしており、強迫観念を持つ患者が近親者にもそのことを隠す理由ともなっています。

強迫行為はDSM‐Ⅲ‐Rでは『強迫観念に反応して行なわれる、反復的で目的を持った意識的な行動で、ある決まりにしたがったり、常同的なやり方で行なわれる』と定義されています。つまり強迫観念は思考であり、強迫行為は行動です。

DSM‐Ⅲ‐Rはさらにつづけて、

（強迫行為）は、……不快感や恐ろしい出来事や状況を打ち消すために行なわれる。しかし、その行動は打ち消したり抑えたりする目的と現実的には結びついていなかったり、明らかに過剰だったりする。行動は主観的な衝動で行なわれるとともに、……強迫的な衝動に抵抗しようとする欲求と結びついている。……その人は自分自身の行動が過剰であり理不尽であると理解しているが、……そして、そのような行動をすることで緊張を和らげることはできるが、快感を得るにはいたらない。

強迫的な衝動に抵抗しようとすると緊張が高まり耐え切れなくなるようです。緊張は強迫的な衝動に負けてその行動をすることで和らげられますが、それは一時的なものです。強迫観念と同様に強迫的な衝動で悩まされる人は、他人から『気違い』と思われないように、それを隠すことがあります。いろいろな種類のチックがあるのと同様に、強迫性障害にはそれ以上にいろいろな種類の症状があります。そして、その中でも特徴的な症状を示すものがいくつかあります。そこで強迫性障害を持つ人は、『確認屋』『収集屋』『洗濯屋』『計算屋』などと呼ばれることがあります。

『確認屋』は、間違いをしていないかどうかいつも確認して回ります。『強迫的疑い屋』と呼ばれることもあります。玄関に鍵がかかっているかどうかを確認するために、一度や二度ではなく三〇回から五〇回も確認しないと、次の行動に移れません。でこぼこ道を車で走ると、知らないうちに誰かを轢いてしまったように感じることがあります。そして、その道を何度も引き返し、警察を呼んで人を轢いていないことを確認しなければ安心できません。

『収集屋』も強迫的疑念で苦しみます。不用意に貴重なものが投げ捨てられてしまわなかったかどうかを疑い、ごみ箱を何度も確認します。捨てることを怖がります。というのは、将来それがとてつもなく重要になるかもしれないと思ってしまうからです。

『洗濯屋』は、汚れを恐れて繰り返し洗ったり、きれいにしたり、消毒したりします。このような人たちの手は、洗い過ぎて、真っ赤になり、あかぎれができて出血していることもあります。けれど、洗うことは汚れに対する強迫観念を一時的に和らげるにすぎません。細菌を恐れて、ドアノブやお金、他人に触ることさえ拒むこともあります。

強迫観念はしばしば性的あるいは暴力的な性格を帯びていて、非常に困ったものになります。そして、『悪い』考えを打ち消したり抑えたりできると感じる儀式的な行為をします。宗教的な儀式は信じられないほど複雑で時間がかかることがあります。『宗教的律儀さ』と呼ばれる一種の強迫性障害は、宗教的集団でときどきみられます。

『計算屋』は、階段の段数やブラインドの横板、洋服の水玉模様など本質的に意味のないものを数える必要に迫られます。また、頭の中で、掛け算や割り算、二乗算などの数学的ゲームをする必要に迫られることもあります。特定の数字が幸運や不幸に思えることもあり、ある行動を『幸運』と思われる数だけしなければならないとか、『不幸』な数に出会うと儀式をして、それを打ち消さなければなりません（例えば、トゥレット症候群や強迫性障害を持つある患者は、数字の七を聞くたびにチックをする必要に迫られる）。強迫性障害の患者の中には、頭の中での数字ゲームに慣れていて、それをしながら会話することができる人もいます。

そのほかの強迫的な衝動には、物事を均等化する必要を感じるものがあります。例えば、片手で何かに触ると、もう一方の手でも触らなければ気が済みません。さらに他の強迫的な衝動としては『気が済むまで』ある行動を繰り返し行なう必要性を感じるものや、他人の言うことが『自分の気の済むように聞こえるまで』、他人にその言葉を言うように強要する、あるいは、特定のものだけを着たり食べたりすることもあります。

強迫性障害という診断がつくようになったのは比較的新しいことですが、こうした観念や行為にとらわれる患者は何世紀も昔から医者の間では知られていました。これらの症状の原因に関する理論はたくさんあります。強迫症状はうつや『意欲の喪失』、不安、『不完全な狂気』、怒りの抑圧、自我確立期の肛門期におけるトラウマなどに関係づけられてきました。最近では強迫性障害は遺伝することが知られています。この理論を裏付ける事実として、シナプスのセロトニンを増加させる薬により、強迫性障害の症状が緩和されることが挙げられます。この二、三年で、セロトニン再吸収阻害薬(SRI)と呼ばれる薬が強迫性障害の治療にめざましい効果を上げるようになりました。セロトニンは食欲、睡眠、性行動を制御している上、気分や反復的行動パターンにも影響していることが、かなり前から知られていました。数週間にわたりSRIを使用すると、セロトニンと他の神経伝達物質とのバランスがよくなり、その結果、強迫性障害の症状を緩和すると考えられています。米国食品医薬品局（FDA）が一九八九年に強迫性障害の治療のために認可した最初のSRIはアナフラニール(クロミプラミン)です。この薬は米国以外では前から使用されていました。プロザック（フルオキセチン）という新しい薬は主として抗うつ薬として使用されていて、強迫性障害の治療にはまだ許可されていませんが、前述のメカニズムから強迫性障害に効果があります。その他のSRIとして、ゾロフト（サートラリン）やパキシル（パロキセチン）も使用できるようになりました。今後もさらに新しい薬が承認されると期待されます。

ここで生ずる疑問は、セロトニンの代謝障害がどうしてトゥレット症候群に関係しているのかということです。トゥレット症候群はドーパミンの代謝異常が関係していると考えられてきました。もしトゥレット症候群と強迫性障害が本当に関係しているのなら、チックを治す薬が強迫性障害にも効いたり、その逆もあり得るのでしょうか。トゥレット症候群と強迫性障害の背景にある化学的な異常の関係はまだよく解明されていません。明らかなのは、異なった神経伝達物質同士の相互作用が関係しているということであり、ある神経伝達物質の過剰や不足が他のものにも影響するということです（第五章参照）。

最近の遺伝学的研究によれば、強迫症状や強迫性障害は遺伝的にトゥレット症候群に関係している可能性があり、障害の本質的なものを表わしているようです（第六章参照）。重症の強迫症状をもつトゥレット症候群の患者の割合に関しては様々な報告があり、一一％から九〇％の範囲と推定されていますが、研究者の間では強迫症状はトゥレット症候群に一般的にみられるということで意見が一致しています。実際、これら二つの障害の間には多くの共通点があります。トゥレット症候群も強迫性障害も比較的若いときに発症しますが、強迫性障害のほうが少し遅れて発症します。どちらの症状も軽快したり悪化したりする経過を辿り、ストレスや精神的落ち込みで悪化します。どちらの病気も多くの場合診断がつかないで、その罹患率が過小評価されています。また、どちらも生物学的検査で診断がつくものではなく、症状によってのみ診断されます。そして、両方とも社会的に受容できないような、時には困惑させるような好ましくない考えや衝動が襲ってきます。

ウェブスターの新国際辞典三版によると、チックについておもしろいことが書かれています。チックとは、『一・いくつかの筋肉のけいれん的な動き…二・強迫観念…』医学では第二の意味に用いられることはほとんどありませんが、以前に考えられていたより密接な関係があるというのが正確なところでしょう。

強迫症に関する混乱のいくつかは、強迫症状(OCS)、強迫性人格障害(OCP)、強迫性障害(OCD)の区別をしていないためにおきています。

DSM-Ⅲ-Rによる強迫性人格障害の定義は、

成人初期に始まり、完璧主義や柔軟性の乏しさを特徴とし、それが様々な状況下でみられ、以下の項目のうちの少なくとも五つを満たすものである。

1. 作業の完成を妨げるほどの完璧主義。例えば、自分自身の厳しすぎる基準を満たせないためにプロジェクトを完成できない。
2. 細部や規則、リスト、順番、組織、予定などに囚われすぎて、活動の主要点が見失われる。
3. 他人が自分のやり方にすべて従わなければ気が済まないという不合理な主張、または、他人が物事を正しく行なわないという確信のため他人に物事を任せることを不合理に嫌う。
4. 余暇や友情を排除するまでに、仕事や生産性に全力を注ぐ(明らかに経済的な必要性のある場合を除く）。

5．決断力の無さ。決定することを避けたり、延ばしたり、だらだら続けたりする。例えば、優先順位を考えすぎて、時間通りに仕事を終えることができない。

6．道徳、倫理、価値観に関して、過剰に良心的で几帳面、柔軟性に欠ける（文化的、宗教的帰属意識による場合を除く）。

7．愛情表現が自己制限されている。

8．自分が得することがなければ、時間、お金、贈物などを他人に与えないというように、寛大さに欠ける。

9．記念品的価値が無くなっても、価値がない物や壊れた物を捨てることができない。

強迫性人格障害と強迫性障害の区別は、強迫性人格障害には『本当』の強迫観念や強迫行為が見られないことです。強迫性障害を持つ人の多くには強迫性人格障害はありません。しかし、ある病状が別の病状の増悪したものではないと、言いきることができるでしょうか。例えば慢性チックとトゥレット症候群は、互いに異型なのでしょうか。この疑問にたいする答えはまだ出ていません。トゥレット症候群の人に見られる強迫性障害の出現率に関して研究者間で大きな違いがみられるのは、強迫性障害の診断に混乱があるためかもしれません。

混乱をさらに助長するのは、複雑チックと強迫的な衝動とを区別するのが時として難しいためです。もしある人が他人にいつも触っているとしたら、それはチックでしょうか。一般的にはそう考えられますが、それは強迫的な衝動により近いとも言えるのではないでしょうか。現代の視点からみると、トゥレット症候群だったろうと考えられるサミュエル・ジョンソン卿のあの有名な行動はどうでしょうか。ボズウェルの『サミュエル・ジョンソンの生涯』には彼の症状のいくつかが描写されています。

一体誰が、私の知る限り、彼が敷居をまたぐ時の手や脚の仕草や狂態を、いや、敷居をまたごうとする前のあの奇妙な動きを、描写したことがあるだろうか。彼と一緒に暮らす盲目の哀れなウィリアム夫人とともにジョシュア卿の家に入ろうとする時、彼は繋いでいた彼女の手を離し、クルクル回ったり、奇妙な身振り手振りをしながら体を捻ったり、自分と同じように彼女をクルクル回したり、それが終わるやいなや自分だけがまるで敷居を飛び越えでもするかのように、大股でまたぐのでした。その様子はあたかもどこまで遠くまたげるかの賭けでもしているかのようでした。その間ウィリアム夫人は、召使か女主人が手をとって家に入れてあげなければ、玄関で手探りのまま立っているのでした。さらに、ジョンソン卿は応接間のドアの前でも再び同様の行動を取るのでした。

この話の行動は複雑チックといった方が正確なのか、それともチックを伴う強迫的な衝動といった方が正確なのでしょうか？

現在までにトゥレット症候群についてわかっている範囲では、この病気を持つ子どもの多くが年を重ねるにつれて強迫症状も出てくるという理解で十分でしょう。この病気を持つ子どもが成長していくにつれチックは程度も頻度も軽快していくのに対して、強迫症状はその頃にひどくなることがあります。時には強迫症状がとてもひどくなり、仕事を続けたり正常な人間関係を保てなくなることもあります。大抵、その症状は本人にとって単に不快で煩わしいこととして経験されます。

トゥレット症候群に伴う強迫症状あるいは強迫性障害を持つ人は、それに関連した恐れや恐怖の感情は持ちません。彼らの儀式的行為は恐ろしい出来事を打ち消したり抑えたりするためにするのではなく、自分の不快感を打ち消すために行なうのです。つまり、心の中では『歩道の継ぎ目を踏む』は『母の背骨が折れる』とは何の関係もないのかもしれません。単に、そうしなければ彼らは非常に不快な気持になるのかもしれません。漠然とした内的感情が、実際にこうした人の存在自体を支配してしまうのです。『ぴったり感じるまで』ドアの敷居を繰り返し行き来せざるをえなかったり、安心して眠る前に三七回も電灯を消したり点けたりしないと気が済まないのでしょう。

強迫性障害を治す薬はチックを軽くする薬とは別なので、チックと強迫性障害のある患者は、どちらの治療を優先するのかを決めるか、あるいは、二種類の異なった薬を飲むことになるかもしれません。幸いなことにチックと強迫性障害の治療に使われる薬の相性は悪くありません。時には、強迫性障害のために飲むアナフラニールやプロザックといった薬は、チックも軽くする効果があるようです。

アナフラニールは一日量が七五㎎から二五〇㎎で強迫性障害に効果があると考えられています（子どもにはそれより少なく）。治療の初期には副作用が顕著なので、投与は少量（一日量二五mgから五〇㎎）からはじめて、慣れるに従ってゆっくり増加させていきます。もっとも出やすい副作用は、疲労感、鎮静、口渇、便秘、吐き気、体重増加です。服用量をゆっくり増加させていけば、これらの副作用の多くは最小限に抑えることができます。

プロザックは別の副作用がありますが、アナフラニールより鎮静作用は少ないといわれています。強迫性障害には一日量一〇㎎から八〇㎎を使います。もっとも多い副作用は、頭痛、不安、不眠、吐き気、下痢、眠気です。アナフラニール同様、服用量をゆっくりと慎重に増加させていけば、これらの副作用の多くは最小限に抑えることができます。

新しい薬のゾロフトはプロザックと同様の副作用がありますが、多くの人にとって耐えやすいようです。強迫性障害にたいして、アナフラニールやプロザックと同様の効果があるかどうかはまだ断定されていません。ゾロフトは一日量二五㎎から五〇㎎で始めて、アナフラニールと同量程度まで増量されます。

この本を書いている時点（一九九三年）で最新の強迫性障害の治療薬であるパキシルは、プロザックやゾロフトと同類の薬です。初期の臨床試験では少なくともアナフラニールやプロザックと同程度に強迫性障害に効果があるようです。

今後、少なくとも二つの強迫性障害の治療に効果のある薬が利用できるようになる予定です（訳注：二〇〇二年現在、我が国で使用可能な選択的セロトニン再吸収阻害薬は、デプロメール、ルボックス、パキシル、また、選択的セロトニン・ノルアドレナリン再吸収阻害薬は、トレドミンです）。

強迫性障害にたいするもう一つの治療法は行動療法です。行動療法は一般的にはチックには役立ちませんが、強迫性障害には有効のようです。多くの場合、行動療法のセラピストは、強迫性障害を治療するときに、まず薬を飲むようにすすめます。薬で強迫性障害の人が行動療法に必要な訓練を受けやすくなることが多いからです。例えば、強迫性障害を併発しているトゥレット症候群の患者のポールは『収集屋』です。後で必要になると思いこみ、物を捨てるのが怖いのです。彼のアパートの部屋はたくさんのカバンや箱で埋め尽くされていて、身動きもできません。ましてや必要なときに物を探すこともできません。相談を受けた行動療法のセラピストは、毎週一個ずつ物で一杯のカバンを捨てることで彼と合意しました。セラピストは彼のアパートに行き、捨てる物を選ぶことまで手伝いました。彼はゴミの中から一つのカバンを選び捨てましたが、心配で一晩中おきていました。そして結局、ゴミ回収車が来る直前に飛んでいって、カバンを取り戻しました。しかし、薬を三週間飲むと、ゴミに出したカバンを回収されても平気になったばかりではなく、アパートの部屋を少しずつ片づけるようになり、生活しやすい状態に戻すことができました。翌年には、薬と行動療法を併用することによって、重要な物とそうでない物とを気持よく整理できるようになりました。ストレスが強い時には軽い再発がありますが、普段は正常な生活に戻ることができました。

付録　強迫観念と強迫行為の典型的なタイプ

●強迫観念

1. 汚れや細菌に接触することに対して過剰の不安がある。排泄物（尿、血、大便、精液など）に恐怖心を抱き、細菌を持っている物や人に接触することを恐れる（虫、動物、汚れは何でも）。
2. 周囲にある危険に対して過剰な不安がある。放射線、ガス、殺虫剤、電気、排気ガスなどを恐れる。
3. 普通は役に立たないと思われる物を貯め込む。もちろん趣味で集めることを除く。また、物を失うことに対して不合理な恐れがある。
4. 宗教的に几帳面さがあり、精神的関心より宗教の規則や儀式が非常に重要になる。よいこと悪いこと、正しいこと間違ったことなどに対して誇張された関心がある。

5. 整理整頓、対称性、均等化などにいつも関心がある。こうした強迫観念に関連して、魔法のような迷信的な考え方をする。
6. 数字に強迫的にこだわる。例えば、ある数字は『よい』あるいは『悪い』とか。頭の中で数字遊びをする必要性に迫られる。
7. 性にたいする強迫的なこだわり。性的行為について好ましくない、困惑させるような考えを持つ。こうした行為の多くを、ゆがんだ反社会的な性質のものと考える。性的強迫観念は宗教的な先入観とつながっており、道徳的にそういう価値観を持っていないにもかかわらず、そういう行為をするかもしれないという恐怖がある。
8. 攻撃的な考え、それは性的なこだわりと同様に好ましくなく憂慮すべきもので、自分や他人を殺してしまうのではないかという恐怖心。例えば、ナイフを持っているときに愛している人を刺すのではないかという恐怖や電車の前に飛びこむのではないかという恐れ、不注意で火事をおこすのではないかという恐怖。そのような強迫観念は身の毛のよだつような暴力的なイメージとしても現われることがある。
9. 身体についての強迫観念、例えば、自分の体のある部分が過剰に嫌である（身体醜形障害や心気症）。
10. 何か恥ずかしい、あるいは不適切なことを口走りそうな恐怖。
11. 本質的に重要でないことを覚えようとする必要性に迫られる。

●強迫行為

1. 清潔にしたり洗うことに過剰にこだわる。手が赤肌になり出血するまで洗ったり、日に何度もシャワーを浴びたり、過度に歯磨きをする。

2. 過剰に想定される危険な環境を避ける。
3. 不必要なものを貯め込み、ゴミを捨てることを拒むこともある。（自分にとって）『必要』なものを探すために他人のゴミをあさることもある。
4. 宗教的儀式をしたり、祈ったり、食事を作ったりをほとんど一日中行なう。他人にも同じようにさせようとすることもある。
5. 物をきれいにしたり、まっすぐにしたり、整頓したりして過剰な時間をつぶす。
6. ある行為を決まった回数だけ行なう必要に迫られる。ある数字や言葉を言うことを恐れる。
7. いつも何度も物事を確認する。例えば、ドアに鍵がかかっているかどうか、ストーブを消したかどうか、接触汚染、誰かを不注意に傷つけなかったかどうか、間違いをおこさなかったかどうかなどを確認する。
8. 不幸を取り払うために、または、単にそれをせずにはいられないで、ある儀式的な行為をする。
9. 忘れないように、取り留めもないようなリストを作る。
10. 抜毛症、自分の髪を引っ張って抜く（強迫性障害の異型ないしそれに関係している）。
11. 際限なく髪の毛を整えたり変えてみたり、化粧を繰り返したり、服を変えたり、非現実的な健康状態を得ようとして運動を過剰にする。

第八章 注意欠陥・多動性障害

ようやく学年末を迎えた。サラはかねてから、マイクとエマの二人をデイ・キャンプに送り出すつもりでいた。けれど、マイクは行かないと言い張り、家族の誰も彼を説得できなかった。一方、エマはキャンプに参加するのを大変楽しみにしていたし、メリッサはメリッサで毎朝中学で、指導係としての仕事があった。サラは仕事といっても午後だけだったので、一日家にいるマイクの相手をするのは容易ではないにしろ、不可能なことではなかった。両親はキャンプの方がずっとマイクのためになると思ったものの、結局マイクの言い分を聞き入れることにした。なるべくストレスの少ない夏休みを過ごすことが必要だと思ったのだ。

数週間もすると、マイクのチックは落ち着きを見せ、ほとんどなくなってしまった。両親もキャンプを強制しなくてよかったと喜んだ。けれど、二人は問題がすべて解決したわけではないことも知っていた。マイクは退屈そうでしかもイライラしていたからである。ニンテンドウやゲームボーイをしたり、テレビを見たりすること以外は何もしたがらなかった。サラは買い物につきあわせるだけでも、外に連れ出すことができたが、メリッサは押しが足りないのか、それほどうまくはいかなかった。サラが読書を勧めると、マイクは前からもっていた『世界年鑑』を読むことにした。トムはそれは本当の読書とはいえない、ただ数字をみているだけじゃないか、と指摘した。時間さえあれば、マイクはテレビをつけ、長椅子に手足を投げ出してスナック菓子を手に『ぬいぐるみ』と遊んでいるのだった。友達のジェイソンは夏休みの間は留守で、他に一緒に遊べそうな友達もいなかった。タイガーチームのキャプテンに関連した活動は、夏休み中は中断しているようだった。けれど、何としてもマイクを家の中だけに置いておくわけにはいかなかった。外は暑くてチックがひどくなっちゃうよ、蚊がいるからいやだよ、ダニにかまれたらライム病になるかもしれない（ぼくにはチックだけで充分だよ、ハ、ハ）と言ってマイクは嫌がった。両親は苛立ちを感じながらも、すっかりマイクのペースに乗せられていた。どうしたらよいかわからず、二人は口論するようになった。サラは夏休みが『無駄』なものになっても、マイクがそうしたいのなら、またそれでチックがなくなるのなら、このままでもいいのではないかというのだった。けれど、トムはマイクが前よりイライラしていること、心から楽しんでいるようには見えないこと、その上、何も得るものがないことなどをあげた。子どもは建設的な時間を過ごすべきで、新しいことを学ぶことによって、いろいろな見方に出会う、遊びの中にも学ぶべきことはあるのだ、とトムは思った。一方、サラは子どもの頃、宝物のように大切だったのは自由な時間だった、と考えを変えなかった。彼女は何ものにも縛られず、草むらの蟻の姿を追い、読書した長い夏の日々を思い出した。

「そもそもそれが問題なんだよ」トムが言った。「マイクは君がしたようなことをしてるんじゃないんだ。ただテレビの前に座って、あんなどうしようもないぬいぐるみをいじっているんだ。あの子を見てたけど、テレビの画面に映る物にさえ関心を見せないんだから。あっちこっち手は出すけど、何一つ身になっていない」

結局、トムはマイクが本を一冊読み終えるたびに、お小遣いをあげることに決めた。最初、マイクはこの提案をとても喜んだように見えた。けれど、一週間過ぎても、ごく簡単な本をわずかに読んだだけだった（年鑑はトムに除外されていた）。二週目は新しい本を読み始めたが、これも最後まで読み終えることはできなかったようだった。トムはとうとう怒り出した。エマーソン先生は、マイクはもともとよく読める子だったのだから、お父さんが気づかないだけで、何か理由があって『なまけもの』になっているのでしょう。健康的な屋外での活動を拒んでも、少なくとも精神面は向上できるんですから、いいんじゃないですか？という評価だった。ある晩、トムはマイクに本を読み終えてしまいなさいと部屋に行かせた。しばらくして彼は本をもって現われると、読み終わったよと言った。ところが、トムが本についていくつかの質問をしてみると、マイクが嘘をついているのがすぐにわかってしまった。両親が問いただすと、彼の怒りが彼らの上に爆発した。トムはマイクに部屋に入っているように命じた。長い間マイクが泣いたり、大声で悪態をついたりしているのが部屋の外にまで聞こえた。彼がずっとためていた物を爆発させたのはこれが初めてだった。その後、エマがそっとマイクの部屋に入った。サラは知っていたが、気づかないふりをした。エマはいつになくマイクに同情していたので、サラも良心が少し咎めていた。トムは少し厳しすぎたのではないだろうか、私が間に入ったらよかったのかもしれない。けれど、サラはトムが理解ある父親だといつも思っていたし、彼が子どもをしつける時には、手を出すまいとだいぶ前に決めていたのだ。エマは少ししてから濡れた髪で階下に降りてきて、『長いシャワー』を浴びていたのだと言った。

次の朝、マイクは父親に夕べはほとんど寝ないで一冊読み終えたと言った。そして本の内容をすべて話して聞かせた。どうやら読んだのは本当のようだった。トムは喜んだ。どうだい、わかっただろう。マイクには厳しくしなければいけなかったんだ。これで全てがうまくいくよ、とサラに言うのだった。

次の二週間でマイクはさらに二冊の本を読んだと言って、内容を詳しく説明した。トムは自分の思うとおりに進んでいるので喜んでいた。けれどサラは疑っていた。マイクにしてはいささか出来すぎのように思えたのだ。それに、サラはマイクが本を読んでいる姿を一度も見たことがなかった。

メリッサによるとマイクは相変わらず午後のほとんどの時間をテレビの前で過ごしているようだった。サラはきっと裏でエマが関係しているに違いないと思った。エマは午後キャンプから帰ってくると決まってマイクの部屋に入って行き、二人でドアを閉めてしまうのだった。そして時々エマとマイクが秘密でもあるかのように、目配せしあっているのをサラは見逃さなかった。

サラはかなりの読書家だった。トゥレット症候群に関する本や雑誌を何冊か取り寄せて、病気についてわかることはすべて勉強していた。一方トムは言うのだった。マイクだけでなく僕のためにも読んでるんだろう？ 病気が話題になると、トムは機嫌が悪くなった。自分を責めてはいけないと思いながらも、マイクがトゥレット症候群であることは自分のせいのように感じてしまうのだ。病気は明らかにトムの家系からの遺伝だった。トム自身、かなり軽いとはいえ、いろいろな症状があった。彼はしばしばマイクではなく自分が重い症状ならよかったのに、と思うことがあった。自分ならおそらくマイクより上手に病気と付き合えただろう。マイクは繊細すぎるのだ！ トムが一番気になるのはマイクの繊細さだった。息子がもう少したくましくて、ごく『普通』の男の子のように振舞えて、もっとスポーツ好きだったらよかったのに。けれど、それを言うならトム自身それまでスポーツマンと言えるほどの経験はなかったのだ。それどころか、父親にフットボールや野球を強制されるのが大嫌いだった。だからといって、自分を意気地なしだとは思わなかったし、息子のマイクがそうでないこともわかっていた。ただ、せめて息子がぬいぐるみを卒業してくれたらと思うのだった。

サラはトゥレット症候群について読書していくうちに注意欠陥・多動性障害に関するいくつかの記述に出会った。そして、その症状がマイクの行動に似通っている点があることを否めなかった。彼女は部分的にトムに読んで聞かせたが、関心がない様子だった。サラは姉のマリリンが一度、マイクは多動症だと言ったことを思い出した。もしトゥレット症候群について彼女が言うことが正しいなら、おそらくこの点も間違いないだろう。確かにマイクはチックがでていない時でもとても落ち着きがなかった。いつもじっと座っているのが難しかった。例えば、マイクがとても見たがっていた映画に行った時でさえ、ポップコーン売場やトイレにひっきりなしに行ったり来たりした。それにトムが言ったとおり、テレビをあんなに見ていたって、マイクはめったに注意を払うことはなかった。一方でニンテンドウやゲームボーイだったら、長いこと遊んでいても気が逸れることはなかったのだ。

サラが多動症について読んだ記述の中で、もう一つマイクに当てはまると思ったことは、しばしば話の途中で割り込んでくるところや、彼に関心のないことを話していると、他人の話をなかなか最後まで聞けないところだった。それにだらだらと無計画に長い時間を過ごすところもあった。けれど、こんなことは、マイクと同じ年頃の子どもにはよくある特徴ではないだろうか？　サラは自分の子どもに対して同じ不満を持っている母親をたくさん知っていた。今にして思えば、エマだって小さい頃は野性的なところが多少あったし、今だにとても活発ではないか。

エマは実際、家族の誰よりスポーツが得意だった。水泳選手としてもすばらしかったし、サッカー選手としての実力もあった。そして、今は体操教師になるための勉強をしていた。エマには体に関しての恐れというものがないようにみえた。七歳の時に、木のてっぺんから落ちて腕を骨折したことがあった。サラはエマが大きな樫の木の一番高い枝の上にいるのを見たときの恐ろしさを憶えている。枝がエマの重みに耐え切れないのは火を見るより明らかだった。サラの目は釘付けになった。その時枝は音を立てて折れ、スローモーションでも見るようにしがみついている枝もろとも落ちてきた。幸い、下に張っていた枝に勢いよく当たって撥ね返ったところを、サラがかろうじて抱きとめることができたので、地面に落ちずにすんだ。病院に運ばれると、エマは腕の上に落ちたことを半ば嬉しそうに周りの人に説明しているのだった。一二メートル近いところから落ちて「死ぬところだったのよ」と。今やエマは手を使わずにとんぼ返りや側転することを習っている。高価なレオタードを買ったばかりだった。サラはエマがそのお金をどこで手に入れたのか知らなかったが、その時はあまり深く考えなかった。エマは自慢の娘だ。あんなにがんばっているのだから、きっと体操教師になるに違いないと思った。実際エマは練習を欠かさなかった。逆立ちをしたり、後転したり、空中転回したりした。こうした運動だって多動症と考えられないだろうか？　けれど、これらは同時に集中力や注意力、大変な労力を要するものだから、サラが読んだ多動症には相当しないのかもしれなかった。サラは注意力の問題と多動症との関連を考えると混乱した。

マイクはエマと比べるとそれほど活発ではなかったが、落ち着きがなく、すぐにじっとしていられなくなった。注意欠陥・多動性障害は、トゥレット症候群に関連して述べられることが多いが、サラはこの病気について、明確で正しい知識をどこで得られるのか知らなかった。とうとう彼女はホール先生に電話した。そして、トゥレット症候群についてお尋ねしたいことがあるので、一人でお伺いしたいと伝えた。

ホール先生との面談は来週となった。けれどその前にサラには、はっきりさせておきたいことがあった。マイクとエマの隠し事である。少し後ろめたい気もしたが、今度二人が部屋に一緒にいるとき、ドア越しに盗み聞きすることにした。すると、やはりサラが思ったとおり、マイクが最近読んでいるはずの本のあらすじを、エマが話しているのが聞こえた。サラが部屋に入って問いただすと、二人はマイクが最初の二冊は読もうとしたものの、あとは全然読んでいなかったことを白状した。その代わりにエマが読んで内容をマイクに話してやっていたのだった。これで、エマが例のレオタードをどうやって買うことができたのかも説明がつくというものだ。

サラはレオタードを取り上げ、父親が帰るとすぐに、このことを二人に白状させた。再びマイクは泣いて怒りを爆発させた。父さんが正しく理解してくれさえしたら、こんなことしなかったさ。僕だって本を読もうとしたんだよ。だけど自分の力では最後まで読めなかったんだ。マイクは訴えた。けれど、年鑑では長い時間をかけて勉強できたのに、なぜ簡単な本が一冊も読めなかったのかは説明できなかった。ただ、「違うものだから」とだけ答えた。

この事実があってから、両親はホール先生を訪ねることにした。そこで二人はこの夏休みの出来事を話した。ホール先生はマイクの行動をいろいろ質問した。そして、彼には軽い注意欠陥・多動性障害が認められるが、あくまで症状が軽いケースだと強調した。彼が落ち着きがないのは、チックが多分に原因しているとはいえ、気持を静めたり、注意を持続したりすること自体にも明らかに問題があるというのが先生の意見だった。先生はマイクにクロニジンを少し飲むことをすすめた。彼には軽い多動症の症状が認められるし、この薬なら、チックにも多動症にも効くというのだった。その後の彼の学校の先生からの報告によると、薬を服用してから、マイクは学校では前より集中力が出てきたようだということだった。ホール先生はさらに、ロックマン博士の書いた本を取り出して、その中に書かれた注意欠陥・多動性障害の特徴的な行動を説明した。それによると、同様な症状は普通の子どもにも時にはみられることもあるが、注意欠陥・多動性障害という診断がつく場合には、その症状が『一貫して』存在し、多くの『問題』を引きおこすことが必要だということだった。先生はさらに、トゥレット症候群を併せ持つ症例はもちろん、注意欠陥・多動性障害単独の診断も難しいことが多く、診断テストとして有用なものがないこと、また、読むことが難しいという場合には別の要因も考えなければならないということだった。マイクは読むことには問題がないということがわかっていたので、チック、あるいは、強迫観念によって、集中できないことも考えられた。マイクがニンテンドウなどに熱中しているときは、こうした問題も注意欠陥・多動性障害と同様に軽くなるか、なくなることがあった。『世界年鑑』を読んだり、学んだりすることに何も問題がなかったのは、長い文章がなかったからだった。マイクは少しずつなら読むことができた。彼はこうした統計を見るほうが物語りを読むよりずっと好きだった。それは彼の以前からの好みだった。

ホール先生は、計画的に過ごせばマイクの夏休みも、もっとよいものになったはずだと思った。いたずらに自由な時間が与えられても、計画的な活動がなくては彼のような問題を持つ子は無気力になるだけである。本を一冊与えてもそばで手助けをしたり、面倒を見てあげなければ同じことだった。もちろん彼だって努力したら読めたはずだ。きっと最初のところでやる気をなくして、簡単にあきらめてしまったに違いない。来年の夏に彼が本当に通常のキャンプに参加する気がないのなら、マイクが参加したいと思う別のものを探してあげるとよい。特別プログラムの面白いキャンプはたくさんあるから、彼も気に入るかもしれない。

ホール先生は学習面について、何か深刻な問題が出てくるようだったら、神経心理学的検査を受けて、学習障害があるかどうか調べたほうがいいでしょう、とアドバイスしてくれた。さらに、認知の障害があるかもしれないが、まだ現われていないのは、理解力で補っているからです、とのことだった。マイクは確かに読み方を憶えるのも速かったし、算数の能力は驚くべきものだった。

ホール先生によると、エマに関しては、単にエネルギッシュというだけで多動症と考えられるものは何もないということだった。事実、体操や他のスポーツを習うことに関しては、学校で成績がよいのと同じで、エマが自分で学ぶことに長けていて、短時間で多くの成果をあげる能力のあることを示していた。

米国の子どもたちのうちで注意力が散漫で、衝動の抑制が困難で、しかも活動の過多があり、注意欠陥・多動性障害と診断されるのは、約三～一〇%とみられています。トゥレット症候群や強迫性障害と同様に、注意欠陥・多動性障害もしばしば診断されないまま見過ごされてきました。小児科医や学校の先生のような人たちが今もって、こうした症状を持つ子どもたちを見ると甘やかされている、とかもう少し厳しい躾をすることが解決策、と考えることが多いのです。

注意欠陥・多動性障害の子どもたちと生活したり同じ教室で学ぶと、中断を余儀なくされたり、扱いに手を焼いたりすることがあります。ＤＳＭ‐Ⅲ‐Ｒの診断基準によると注意欠陥・多動性障害は、以下の八項目、ないしはそれ以上の問題がその子に認められ、少なくとも六カ月間持続する障害と定義づけられています。

1. 手足をいつも動かしている、あるいは座っている時、体をモジモジ動かす（大人の場合には、落ち着きのなさは主観的感情に限定されることもある）。
2. 強要されて、じっと座っているのが困難である。
3. 外部からの刺激によって容易に気が散る。
4. ゲームや集団の中で順番待ちが困難である。
5. 相手が質問し終えないうちに、出し抜けに答えを言う場合が多い。
6. 人の指示を最後まで聞くのが困難である。
7. 仕事や遊びで注意力を維持するのが困難である。
8. 一つのことが中途半端なまま、次の行動に移行することが多い。
9. 静かに遊ぶのが困難である。
10. 話が止まらないことが多い。
11. しばしば人の妨害をしたり、遮ったりする（例、他の子どもが遊んでいるゲームに口をはさむ）。
12. 話しかけられている内容を聞いていないように見えることが多い。
13. 仕事、あるいは学校や家庭生活において、必要な物をなくすことがたびたびある（例、玩具、鉛筆、本、宿題）。
14. 危険をかえりみずに、行動してしまうことがたびたびある（例、周りを見ないで通りに走り出す)。

子どもはみな前記のようないくつかの項目に当てはまるような行動をしますし、時にはすべての項目に当てはまるような行動を見せることもあるでしょう。しかし、注意欠陥・多動性障害の子どもにはこうした行動が首尾一貫して現われ、多くの困難が生じます。

多動症を除く注意欠陥障害の存在については多くの議論がありますが、その存在は、多くの専門家が認めているところです。しかしながら、注意力の欠如はうつ病や持続性のチックなど他の障害と関連しているため、多動症のない注意欠陥障害の診断は注意欠陥・多動性障害よりも難しいといえるでしょう。

注意欠陥・多動性障害の症状は通常四歳以前に現われます。しかし、比較的症状が軽い場合には就学後に現われることもあります。時には子どもの手に負えない行為に対して並外れて忍耐強い両親がいます。こうした家庭では注意欠陥・多動性障害の子どもも単に元気が良いと思われたり、手を焼く行動も『男の子はこれくらいでなくちゃ』の哲学のもとに弁護されたりすることがあります。事実、注意欠陥・多動性障害は女の子より男の子に三倍多く発症します。しかも重い症状は男の子に九倍多くみられます。家庭では、一般に子どもが小学校に入学して、同年齢の他の子どもと比較する機会が多くなると、問題があることに気づくようになります。

注意欠陥・多動性障害の症状は継続します。年齢、あるいは状況により、症状が前より目立ったり、顕著になったりすることがあります。ときには症状がもっぱら学校で現われることがあります。しかし、学校がきめ細かなカリキュラムに基づき、クラスが少人数で編成されているような場合には、むしろ家庭ではっきりした症状が現われることもあります。

教師の立場から見ると、注意欠陥・多動性障害の生徒は無計画で課題もめったに決まった時間内に終わらず、また授業も聞いていないように見えます。字はいつも汚く、提出期限も守れません。指名される前に答えを大声で言ってしまうことが多く、教師の邪魔をしてしまいます。落ち着きもなく、時間の長さに関係なくじっとしていることが非常に困難です。こうした状況は長い時間集中しなければならないとき顕著になり、自分に関心が向けられたり、活動に熱中しているときは減少します。

家では両親の後を追いかけては遊んで欲しいとせがむこともしばしばみられます。また、いつも「退屈だ…。何もすることがない」などと不平を言う傾向にあります。一つの遊びを始めても、すぐに別の遊びに移ってしまいます。衝動的かつ（あるいは）攻撃的な行動や規則を守れないことが原因で、子ども同士の間でうまく適応できず、問題をおこしやすい傾向もみられます。しかし一方で、気に入ったテレビゲームをしている時には何時間でもテレビの前に座っていることがあります。

注意欠陥・多動性障害の子どもは神経学的にも情緒的にも未成熟な傾向にあります。夜尿症や便失禁は幼い年齢では決して珍しくありません。目と手の協調運動が不充分だったり、細かな協調運動と大きな協調運動の両方に問題があるために、子どもはしばしば他の級友と比較して劣等感を持ちます。感情的な気分の揺れ、苛立ち、フラストレーションにたいする抵抗の低さ、そして怒りの爆発がこの障害の本質的要素として現われます。さらに、友達付きあいが難しいことや、しばしば大人の非難の目に遭うことから、注意欠陥・多動性障害の子どもは自尊心が人並みに持てず、悩むことが多いものです。

注意欠陥・多動性障害の子どもには他にも比較的よく見られる中枢神経障害があります。その中には、失読症、記憶障害、認知障害のような特殊な学習障害やチック症があります。しかし、注意欠陥・多動性障害がトゥレット症候群よりも遥かによくみられる障害だからという理由で、トゥレット症候群あるいはチック症が注意欠陥・多動性障害の併発症だとされることがありますが、これは間違いです。正しくは反対で、注意欠陥・多動性障害がトゥレット症候群あるいはチック症の併発症なのです。トゥレット症候群の子どもたちのおよそ半分は注意欠陥・多動性障害の症状を持つといわれています。なぜこのような関係があるのかの原因はまだわかっていません。

注意欠陥・多動性障害の発症は多くの場合、遺伝によると考えられています。時として、周産期または出産時の脳の軽い傷が原因で二次的に発症します。遺伝学者たちの間でも、注意欠陥・多動性障害とトゥレット症候群との遺伝的関連の有無について意見の一致をみていません。ディビッド・カミングス博士は、トゥレット症候群の原因となっている遺伝子の欠陥がチックの有無に関係なく、注意欠陥・多動性障害も引きおこすのではないかという仮説を立てました。すなわち、同じ遺伝子が原因となって、トゥレット症候群と注意欠陥・多動性障害のどちらか一方、あるいは両方が症状として現われる可能性があることになります。カミングス博士はさらにこの特定の遺伝子の異常が、アルコール中毒症、肥満症、うつ病などの障害を引きおこす可能性があると考えています。しかし、他の遺伝学者たちはトゥレット症候群と注意欠陥・多動性障害の関連については注目していません。ところが、イェール大学の最近の研究では、注意欠陥・多動性障害のある一つのタイプは遺伝学的に関連があるが、別のタイプは関連がないことを示唆しています。トゥレット症候群の患者が注意欠陥・多動性障害を発症する率は報告されているほど高くはないと考える遺伝学者もいます。このような違いは、受診する患者に差があるためではないかと考えられています。つまり、注意欠陥・多動性障害とトゥレット症候群の両方を持つ患者は、トゥレット症候群だけの患者と比べてより多くの問題を抱えているので、それだけ医者の目にとまる機会も多くなります。確かに重い症状に苦しむ患者が医者から医者へはしごする、特に有名な医者に行くことが多い、ということは研究者の間で注目されてきました。したがって、同じ患者が何回も数に入れられ、一方、特に軽い症状の患者は地域の医者にちょっと治療を受けるだけなので、統計上の数に入らない場合がありきます。トゥレット症候群が診断されることが前より頻繁になり、軽い症状の知識や情報の入手が容易になった現在、注意欠陥・多動性障害との関係についての理解をさらに深めるよい機会ではないでしょうか。たとえば、注意欠陥・多動性障害によってトゥレット症候群は本当に悪くなるのでしょうか。患者の扱いに手を焼くのは、障害が二つあるからという理由だけからでしょうか。一方の障害が他方の障害に影響をあたえるのでしょうか。

注意欠陥・多動性障害の経過は、トゥレット症候群のそれと類似点があります。両方とも先天性の病気で、症状は最初、表に現われません。注意欠陥・多動性障害はトゥレット症候群より二、三年早く発症するのが普通です。注意欠陥・多動性障害の子どもを持つ親の多くが自分の子どもは他の子どもと前から違っていたと言います。しかし、三歳から五歳ごろまでは症状があまり深刻化しません。注意欠陥・多動性障害の子どものうちのかなり多くの者が精神刺激薬による治療を受けた後、チックやトゥレット症候群が発症しています。そのため、リタリンのような精神刺激薬がトゥレット症候群を誘発するのではないかという人も出てきました。この裏づけとなる証拠はありませんが、確かにこの種の薬はチックを誘発することがあります。したがって、チックの出やすい子どもへの使用は注意しなければなりません（例、家族にトゥレット症候群の人がいる家庭の子ども）。

トゥレット症候群と注意欠陥・多動性障害の両方の症状をもつ子どもの治療は、非常に複雑なため困難を極めます。したがって、適切な治療には多面的なアプローチが必要とされ、この分野における経験豊富な医者の指導が望まれます。可能なら、薬を使わずに治療するのがよいでしょう。家庭で行動療法を行なうことは、注意欠陥・多動性障害の症状をコントロールするのに大きな効果を生むことがあります。子どもの躾を効果的にするためには、親は一貫した主張を持ち、冷静であるべきです。子どものレベルで口論したり、妥協することは避けるべきであり、言いたいことを先延ばしにしてはいけません。平均的な子どもは『今片付けてしまいなさい』で充分でしょう。しかし、注意欠陥・多動性障害の子どもに対してこれでは不充分でしょう。理性的で首尾一貫した規則に加えて、分相応の褒美を与えるのが最もいい方法です。罰はだいたい褒美より効果がありません。どうしても体罰が必要な状況では、一息いれるのも一つの方法です。子どもにやりがいがある課題を計画的に与え、習慣づけるのも大切です。

注意欠陥・多動性障害やチックにたいする食餌療法の効果は、はっきりしません。ファインゴールド食餌療法は特に注目を集めていますが、有効性についてはまだ科学的に証明されていません。注意欠陥・多動性障害に効果があると感じている親もありますが、この療法は子どもにとっても親にとっても大きな負担となる場合があります。なぜなら、合成保存料、着色料、サリチル酸塩のような多くの食物に含まれている物質を除去しなければならないからです。注意欠陥・多動性障害の症状が砂糖で悪化するという親もいます。特殊な食物によるアレルギーが認められる場合には、これらの食物を除くことによって、注意欠陥・多動性障害やチック症の症状に違いが出るかもしれません。カフェインはチョコレートをはじめとする様々なソフトドリンクに含まれていますが、これもチックをおこす誘因になる可能性があります。一般的には簡単な食餌療法をいくつか試してみる価値はありますが、私たちの経験では大きな効果があったことはありません。

他の療法で効果がなく、症状が重症な場合は、薬物療法を考えた方がよいでしょう。ハロドールやオーラップはチックには効果があっても、一般には注意欠陥・多動性障害には効きません。一方、カタプレスは特別チックに効くというわけではありませんが、ときに注意欠陥・多動性障害とチックの両方に効果的である場合があります。しかし、カタプレスで満足のいく結果が得られない場合は、チックを抑える薬に加えて三環系抗うつ薬（トフラニール、ノルプラミンなど）、選択的セロトニン再吸収阻害性抗うつ薬（プロザック）、あるいは精神刺激薬を試してみるとよいでしょう。三環系抗うつ薬によってチックが悪くなることはあまりありませんが、同時に注意欠陥・多動性障害にたいする効果は精神刺激薬ほど期待できません。トフラニール（イミプラミン）は、長年子どもの夜尿症の治療に使われてきており、低用量の使用では安全性が確かめられています。ノルプラミン（デシプラミン）は、注意欠陥・多動性障害にかなり幅広く使われてきましたが、稀に副作用として心血管症状が現われることがあります。

これらの薬物治療で効果がみられなければ、精神刺激薬による治療も考えた方がよいでしょう。最近の研究によると、精神刺激薬を特に低用量使用することによって、注意欠陥・多動性障害はもちろんチックも減少する場合があることが証明されました。したがって、医師の適切な指示のもとに精神刺激薬を使うことにより、トゥレット症候群と注意欠陥・多動性障害を併せ持つ子どもに最もよい効果をもたらすことになります。現在使用されている三種類の精神刺激薬は、リタリン（メチルフェニデート）、デキセドリン（デキストロアンフェタミン）、それにサイレート（ペモリン）です。リタリンとデキセドリンは低用量（午前一回二・五〜五㎎）から始め、少しずつ増やしていきます。通常一日三〇㎎以下で充分ですが、子どもによっては一日六〇㎎必要なこともあります。普通、一日の服用量は二、三回に分けて与えられます。どちらの薬も長時間作用型のものを使用することも可能です。主に学校生活で薬が必要な場合には、週末や休暇中は休薬することも可能です。副作用には、イライラ、食欲の減退、不眠などがあります。身体の成長が遅れるという報告もありますが、ごく僅かなものであり、少なくとも『休薬』（学校休暇）の間はこの心配はありません。

サイレートは比較的長く作用が持続する薬です。一日の服用量は一八・七五㎎〜三七・五㎎から始めて、指示に従って徐々に増量していきます。系統的研究はまだされていませんが、経験豊富な臨床医の中には、サイレートの方がリタリンやデキセドリンよりチックに効き目がありそうだという手応えを感じている人もいます。また、サイレートは他の精神刺激薬と違って続けて服用しなければなりません。『休薬』はサイレートの効き目を低下させることがあります。

精神刺激薬の効き目が現われると、劇的な改善を見ることがあります。子どもは安定し、以前より物事に集中できるようになり、ストレスにたいする対処も容易になります。さらに理性的になり、喧嘩っ早く攻撃的な面が和らぎます。まるで『別人』のようだと多くの親は驚きます。

青年期に入ると、注意欠陥・多動性障害の症状は形を変えて残ることがあります。多動症は落ち着きがない、あるいはじっとしていられないという症状だけが現われます。また、人の話に耳を傾けている最中に、椅子から飛び降りる代わりにいたずら書きをしたり、手に持っているもので手遊びをします。しかし、集中力や注意力は依然として劣るため、学校の勉強量が増える高学年になると、それまで何とか勉強をこなしてきた、よく出来るとされた生徒が急に成績が落ち始めることがあります。社会生活の中で対人関係が大きな問題となることや、自尊心を高くもてないことが重大な問題になります。こうした若者は、友達に強い印象を与えようとして反抗的になったり、非行に走ったり、無謀な運転やアルコールに走ったり、不法な薬物の使用、乱交に及ぶこともあります。注意欠陥・多動性障害の若者の中には、行為障害（行動パターンが社会のルールや他人の権利を無視したもの）、あるいは反抗挑戦性障害に発展するものがいます。注意欠陥・多動性障害に加えて学習障害のある若者は、こうした反抗的、非行行為に発展する危険性が高いことが明らかになっています。しかし、トゥレット症候群と注意欠陥・多動性障害の両方をもっている青年に、このような障害が多くみられるかどうかは、まだはっきりしていません。いずれにしても、トゥレット症候群と注意欠陥・多動性障害の両方の障害を抱えることは、それだけ適切なケアを必要とし特別な関心が向けられる可能性が高いといえるでしょう。多くの患者を診てきた我々の経験では、こうした患者も青年期を過ぎると、問題行動が鎮静するか、少なくとも抑制が効きやすくなるようです。

注意欠陥・多動性障害はチックと同様に、多くの場合、大人になると症状が軽くなります。過去には成人に達するとほとんどの人がその症状が緩和すると考えられていましたが、最近になって、三分の一か三分の二の注意欠陥・多動性障害の子どもは大人になっても何らかの症状が残るということが明らかになりました。トゥレット症候群と注意欠陥・多動性障害の両方がある場合、この数字はさらに高くなるはずです。目に見えてはっきりとした多動性はなくなるにしても、こうした人々は長い間じっと座っていることが困難であることに変わりはないでしょう。彼らにはむしろ自由に動き回ることのできる職業が望ましいのです。そして、四六時中何かしているようではあっても、計画的に仕事をするのが苦手なので、仕事の途中で仕事場を後にするのはよくあることです。衝動性も問題として残ります。結果がどうなるかよく考えもしないで、即座に物事を決めてしまうところがあります。気分にむらがあることや、短気、怒りっぽいことが職場や他人との人間関係で問題をおこす原因となります。気分が変わりやすいのは、これといった理由があるわけではなく、しばしば『ローラーコースターに乗っている』ようだと表現されます。不運にも、家族もローラーコースターに乗っているように感じることでしょう。

欲求不満を感じた時、注意欠陥・多動性障害の患者はしばしばお金を浪費したり、アルコールを飲んだり、麻薬を使用したり、乱交にまでおよぶことがあります。チックや衝動的行為だけでなく、こうした問題に悩む人の中には、自分の人生は制御不可能で、自分は正真正銘の障害者ではないかと思うほど落ち込んでしまう人がいます。けれど一方で、余分なエネルギーを別の方に向けて、生活を調整することによって、注意力の問題を克服している人もいます。スポーツ選手やエンターテイナーとして活躍する人もいます。彼らは、働きづめの営業マンや管理職のように、逆境を生甲斐にする人々なのでしょう。

薬物療法は原則的には、子どもも青年も大人も同じです。しかし、精神刺激薬は飲みすぎる可能性がかなり高いので、親に服用量を絶えず注意してもらえる子どもに処方するときよりも、大人には注意が必要です。比較的新しい抗うつ薬にはウェルブトリン（ブプロピオン）とゾロフト（サートラリン）の二種類があります。どちらも気分の安定に特に効き目があるようです。必要に応じて精神刺激薬との併用も可能です。

第九章
教育問題

その年の夏の終わりから新学期までの間、マイクのチックは小康状態で、ほとんど顔だけに限局されていた。キーキーいう声もほとんど止まっていて、クリスマス休暇にシューシューいう音が出始めるまで、音声チックはほとんどなかった。両親は、今度はこの音が問題になるだろうと思っていた。けれど、それはたった二週間ほど続いただけで消えてしまった。

マイクは非常に幸せそうであり、快適そうだった。その結果、学校でも友達ができた。翌春にはジョンと今まで以上に交流があった。二人は小さな報酬と大きな幸せを求めてトゥレット協会の支部である『Bowl-A-Thon』のボランティアをした。支部活動を通して、ロックマン一家は、トゥレット症候群の様々な症状について知るようになった。彼らは自分たちがまだ恵まれた方だということもわかり始めた。実際、マイクの症状は、少なくとも今までは、彼の日常生活をたいして障害していなかった。彼の成績はそれなりだったし、うまく適応しているように見えた。彼は女子より少し怒りっぽかったが、これもたいした問題ではなかった。

翌年の夏が近づいた頃、サラはキャンプに代わる物を探し始めた。十六歳のメリッサは、同級生とロッククライミングを学ぶために、西部に行くつもりだった。エマは体操訓練のキャンプに参加する計画を立てていた。彼女は友だちより少し遅れて体操に興味を持ち始めたが（彼女はすでに十二歳になろうとしていた）、予想どおりに、たちまち虜になり、彼らを凌いだ。彼女はすでにいくつかの競技会に参加して、すばらしい成績をおさめていた。そして、いつかオリンピックに出場することを夢見ていた。マイクは、両親がキャンプに参加するのを勧めるだろうと思った。彼は、見るからにキャンプというタイプではなかった。ハイキングが嫌いだった。テレビや風呂も無く、野外で寝ることなど、彼には『野蛮この上ないこと』のように思えた。野球以外のスポーツというスポーツはすべて楽しくなかった。それは彼が不器用だったからではなかった。運動に参加させられた時には、結構器用だった。でも、実際楽しいと思ったことがなかった。サラは様々な目的をもったいろいろな日程のキャンプの案内を見た。けれど、適当なものは無かった。

その問題を解決したのはマイク自身だった。マイクが『Bowl-A-Thon』で会った一人のトゥレット症候群の少年のザッカリー・トムソンは、去年コンピューターのキャンプに参加した。そして、今年も参加するつもりだった。彼の母親がマイクも一緒に送り迎えすることを気持良く申し出てくれた。このところ仕事時間が前より長く、不規則になっていたサラにとって、これは大変助かることだった。十歳というマイクの年齢でこのキャンプに参加するのは少し年少すぎたが、彼はコンピューターについては詳しかったし、もっと知りたがっていた。彼はサラとキャンプの指導者に会いに行って、キャンプの説明を詳しく聞くと非常に興奮した。コンピューターのクラスはレベル別に分けられていた。彼が特に興味を持ったクラスは、自分だけのビデオゲームを考えたり、試作品を作ったりするクラスだった。彼はもし自分がゲームを作ったら、きっと何百万ドルにも売れるだろうと思った。サラはキャンプの参加者一人一人に計画がきちんと与えられ、なおかつレクリエーション的要素もうまく取り入れられていることを聞いて喜んだ。指導者はザックの病気のことを知っていたのでマイクに必要なこともすぐに理解したようだった。

キャンプが始まると、事前の打ち合わせどおりにすべてが進んだ。ザックの母親エレンは毎日子どもたちの送り迎えをするだけでなく、帰り道にたびたびアイスクリームを食べに連れていったり、それ以外にもいろいろ気を使ってくれた。ザックは一人っ子だったし、この数年はとても症状が辛い時期だった。マイクより二歳近く年上だが二人は気が合うようだった。エレンはサラに「ザックは友だちが必要なの。しかも、年下の子が好きなのよ」と言った。

エレンとサラは自分たちがトゥレット症候群の子をもっているだけでなく、お互い多くの共通の趣味を持っているのを知った。驚いたのは、二人ともアンティークのあおり止めを集めていたことだった。二人は間もなく何でも話し合える仲となり、サラはエレンからザックの病気のそれまでの経過を聞いた。

トムソン夫婦には何年も子どもができなかった。養子縁組を考えようとした時、エレンは妊娠した。腫れ物に触るような妊娠期間を経て、早産でザッカリーは生まれた。未熟児だったが、健康だった。最初はすべてが順調だった。彼は非常に活発だったが、彼らはそれまで子どもを持った経験がなかったので、それが普通だと思っていた。彼が賢い子であるのは確かだった。ブロンドの髪と茶色の瞳の愛くるしい姿はいつも周囲の人気者だった。幼稚園に入るまでは何も問題がないかのようだった。

でも、ザックは両親が期待していたほどには園の先生には評判がよくないようだった。事実、先生の不満が深刻化するまでにはそれほど時間がかからなかった。彼は園で決められた作業に協力しようとしなかった。注意されるとしばしばみんなの作業の邪魔をし、癇癪をおこした。時々まったく手のつけようがなくなった。ゲームの邪魔をしたり、他の子どもたちにちょっかいを出したり、物を投げつけたりしてけんかになった。両親は幼稚園での生活には時期尚早だったと考えて、一年見送ることにした。

翌年、彼は再び入園した。クラスメートのほとんどは年下だったが、彼の態度には進歩が見られなかった。動物の鳴き声を真似たような大声を出し、相変わらず奇妙な行動をした。小児科医は多動症を疑って小児神経科の専門医に連絡し、彼の両親を紹介した。リタリンを飲み始めて間もなく彼の行動は改善された。容易なことではなかったが、幼稚園の年少と年長とを何とか終えることができた。小学校一年のクラスはこじんまりとしていて、担任の先生はとても思いやりのある、細かなことまで気のつく先生だった。勉強はよくできたが友達はできなかった。相変わらず奇妙な声を出していたし、顔のチックは数種類にも増えた。チックがでるのは『順応性に問題』があるためだと考えられ、一週間に一度スクールカウンセラーのもとで心理療法をはじめることになった。

二年生になると問題はさらに増えた。担任の先生は思いやりがなく、クラスも人数が多くなったので、一年生のときより自立心を求められた。字を書くのが苦手で、未だに文字や数字を正確に覚えていなかった。時々文字を逆さに書いてしまい、読めないことがあった。書き方の宿題には時間がかかりすぎて、最後まで終えることはめったになかった。担任の先生は几帳面だったので、字を綺麗に書くことにうるさかった。そして、彼のことを反抗的で授業を妨害する躾のできていない子どもと見なしていた。彼は自分は頭が悪くて、いい生徒にはなれないと思った。家では癇癪が日常茶飯事になってしまった。あらゆることが癇癪をおこす原因になるようだった。

二年生の夏休みに両親は彼に神経心理学テストを受けさせた。心理療法士はテストの結果から重い視覚運動機能障害がある上にチックがたくさん出ているので、トゥレット症候群ではないかと疑った。そこでホール先生を紹介し、初めてこの病気が確認された。

三年生になっても悪夢は続いた。その頃には学校に行くのを怖がった。ストレスが手伝ったのか彼のチックはひどくなり、汚言も出始めていた。ホール先生は副作用を最小限にして、注意欠陥・多動性障害とチックの両方を抑えるための薬の選択とその適量を調節するのに数ヶ月かかった。家から出られない期間は長かった。薬の副作用による倦怠感がひどかったり、チックがとてもひどかったからである。ほとんどのチックが抑制されても汚言は残っていた。ザックは、自分自身がはっとするような言葉を叫んだ。気分の変化も落ち込みと怒りを伴って予測がつかなかった。やがて学校に戻れる状態になったが、特別教育のクラスに入れられ、そこで特別支援を受けながら勉強した。

ところがこのクラスの他の生徒たちは彼よりも知的遅れがあったり、より深刻な情緒障害があった。子どもたちは彼をからかった。これは教師の彼にたいする態度から、それとなく刺激された結果のようだった。彼はおかしな真似をしたり、時にはトゥレット症候群の症状を無理に大げさにしてまでクラスに溶け込もうとした。彼は両親に、僕は『知恵遅れ』だからそのように振舞っているのだと話した。やがて、お腹が痛い、頭が痛い、その他はっきりしない病気を理由にして、学校へ行くのを嫌がるようになった。彼は薬を飲んでいたので、その副作用によるものか、本当に病気なのか、それとも単なる仮病なのか、両親は判断に苦しんだ。

四年生になるのを待たずに両親は州から補助金を得て、ザックを障害児のための私立校に通わせることになった。徐々にではあったが事態は好転し始めた。彼は得意科目の勉強に意欲を見せ、苦手な科目も特別な支援を受けてがんばった。彼の得意科目の一つはコンピューターだった。十歳だった昨年の夏、コンピューターのキャンプに参加した頃からとても気に入っていた。彼は少しずつ自尊心を取り戻し、もう自分が知恵遅れなどとは口にしなくなった。両親はザックが高校入学までに何とか普通の学校に戻れることを願った。彼はすでに同学年の生徒が読むレベル以上の物を読んでいたし、数学や計画的に勉強することにはまだ問題があったが、計算機や特別なコンピュータープログラムを使って前より効率よく勉強できるようになっていた。少なくとも学習面においては何の問題もないようにみえた。ただ友達付きあいは未だに気がかりだった。

彼は現在、オーラップ、クロノピン、それにサイレートを飲んでいた。エレンは三種類も薬を飲ませることに不安があった。けれど、汚言はほとんどなくなっているし、チックは前よりよくなっていた。実際チックは彼の気分がいいときはかなり少なくなるようだった。彼女は彼が入学したばかりの頃、学校生活から受けた精神的ストレスが積み重なって、三年生のときにチックが目立つようになったのではないかと思ったのだが、確証はなかった。

話はもとに戻るが、サラはマイクがそんな辛い思いをしたことがなかったことに感謝した。マイクには注意欠陥・多動性障害の重い症状はなかったし、学習面での問題を感じたこともなかった。学校の先生方も皆とても理解があり、辛抱強く付き合ってくれたことはそれだけでも幸運なことだった。そうでなかったら、ここまで乗り切ることができなかっただろうと思った。マイクがコンピューターをこれほど上手に使えるようになったのは、単に賢いからというだけでなく、皮肉にもマイクもザックと同様字を書くことが苦手だったからである。サラは、マイクが昔ながらの学校で学習していたら、落ちこぼれずにはいられなかっただろうと思った。昔の学校は、字をきれいに書くことを特に重んじ、きちんとできない生徒は先生から物差で手を叩かれるような場所だったのだ。実際、その頃も汚言の出ていたような生徒に、他の問題が何もおきていなかったはずはないのだから。

✕ ✕ ✕

トゥレット症候群の子どもが学校の学習に問題があるときには、その原因を調べた方がよいでしょう。少なくとも知的レベルが標準である場合には、チック、注意力の低下、多動、強迫観念や行為、特殊な学習障害、反応性情緒障害、自尊心の低下、薬の副作用などが原因となります。

●チック

頭を頻繁に振ったり、眼球の不随運動がある子どもが本を読むのが困難であるということは容易に理解できます。これはチックのために気が散るためだけではなく、本の上で読んでいる場所を何度も見失ってしまうからです。たとえ読む能力がある子どもでも、このようなハンディがある場合、読む速度は遅くなり、骨の折れることに違いありません。やがてこうした子どもたちは本を読む意欲や関心をすっかり失ってしまうことがあります。

同様の問題が、手や腕のチックのために字を書くことが困難な場合に見られます。必要以上に筆圧をかけたり、紙を引き裂いたり、手がいうことをきかないために不揃いな字を書いてしまうことがあります。大変な努力の割には相応の結果が得られないのです。

音声チックは運動チックにも増して気が散りやすいので、本人も周囲も戸惑うことが多い場合があります。教室で授業の邪魔になるだけでなく、クラスの話し合いに参加することが困難となります。指名されて先生の質問に答えなければならないというストレスで、子どもの音声チックが悪化してしまうことはよくあることです。

この他にチックに関する問題としては、チックを抑えることに精力を傾け続け、それが抑え切れなくなった時のチックをいっそうひどくしてしまうことが挙げられます。先生からは子どもが授業に耳を傾けず空想にふけっているようだと報告されるかもしれませんが、実際はチックを抑えることに全神経を傾けてしまって他のことにはまともに集中できないのです。こうした誤解はよくみられます。そして子どもはこんなときジレンマに陥ります。自分を他の子と同じように見せたいという欲求と、自分の障害をもっと理解してもらいたい、正しく認識してもらいたいという願いとの両方の気持に苦しむのです。車椅子に縛られるほうが楽だ、少なくともその方が障害の大変さが他人に一目で理解される、と障害の差の不満を表現するトゥレット症候群の子どもは多いのです。

●注意欠陥・多動性障害

注意欠陥・多動性障害に苦しむ子どもはトゥレット症候群の子どもの半数といわれていますが、学校生活においてはむしろチックよりも問題になりやすいものです。落ち着きがない、気が散りやすい、他の子どもの妨害をする、計画性に乏しい、注意力の持続時間が短いという主な症状から、この障害が学校生活において、学習の面でも級友との関係の面でも困難であることは容易に想像できます。

●強迫症状

強迫症状または強迫性障害の子どもは、一つの仕事を終えるのに長い時間がかかりがちです。儀式的な行為の繰り返しや強迫的な考えに時間を費やされてしまうからです。完璧主義のために、そのような生徒は間違うたびに消しゴムで消して、最初から問題をやり直すことを繰り返します。こうした症状が深刻化すると、簡単な宿題でさえ負担になることがあります。彼らがこうしたことで苦労しているのは、怠けているようにみえる態度よりむしろ物事を先延ばしにするといった優柔不断な態度から推測できます。たとえ少しでも強迫観念がいつもあると、たとえばリズムをつけて読むとか、一語一語を声に出して読まなければ前にすすめないので、時間もかかりストレスにもなります。強迫症状は他人にはわからなかったり、子どもは無理に隠したりすることがあるので、特に聞かれでもしない限り知られずにすむことの方が多いのです。強迫症状については第七章で詳しく述べています。

●学習障害

特殊なタイプの学習障害（狭義の学習障害）は、トゥレット症候群の子どもに高率でみられることが明らかになっています。学習障害はどんなタイプであれ、一つ、あるいは複数が存在するといえますが、コード化（抽象化）、視覚運動機能の調整、数学、書字に影響するものが最も一般的のようです。

学習障害は、話を理解したり、話したり、あるいは読んだり、書いたり、計算をするという脳の基本的機能の一つまたは複数の障害です。学習障害の人は平均的あるいはそれ以上の知的レベルのことが多いのです。こうした人はある限定された分野にだけ欠陥があります。例えば、視覚で捉えたものには優れた記憶力がありますが、聴覚で捉えたものには記憶力がないことがあります。その反対もあります。

学習障害にたいする認識は高まりつつありますが、実際にどのようなものかについての明白な知識のある人はほとんどいません。知能の異なる側面がどのように機能し相互に作用しあうかを知ることは、学習障害の理解を深めるために役に立ちます。簡単な知能テストによって、さらに明らかになることもあります。

個人用の臨床的知能テストには幾つかありますが、最も一般的なものは四歳から六歳半を対象にしたWPPSI（ウエクスラー未就学児および初等教育第一期知能検査尺度）と六歳から十六歳用のWISC（ウェクスラー知能検査尺度小児用）、それに十六歳から七十五歳対象のWAIS（ウェクスラー知能検査尺度成人用）です。WISC、WAIS、WISC - RそれにWAIS - Rが改訂版として使われており、三回目の改訂版としてWISC（WISCⅢ）が出版されました。これらの検査が長い間広く利用されてきたのは、経験を積んだ心理療法士のもとに管理、解釈されれば、知能テストとしてきわめて信頼性の高いものであることを示しています。しかし、これらの知能テストは様々な他の知的要因である環境、行動、感情などの状態に影響を受けることがあるので、テストの結果は知的機能を測る有効な価値判断の一つにすぎないと考えた方がよいでしょう。

すべてのウェクスラー知能検査は多様に分化された知的要因について、その人の能力を数値で表わすことによって知能を測定します。例えば、『言語性知能』を五から六に下位区分し別々に検査します。また、『動作性知能』も同様に分類します（表1参照）。知識、単語、類似語、理解などの検

表1 ウェクスラー知能検査（WPPSI修正版）

WISC-R（6歳〜16歳半用）	WAIS-R（16歳〜75歳用）
言語性下位項目検査	
知識	知識
理解	理解
算数	算数
類似	類似
単語	単語
（数唱）	（数唱）
動作性下位項目検査	
積木模様	積木模様
絵画完成	絵画完成
絵画配列	絵画配列
組み合わせ	組み合わせ
符号	Digit symbol
（Mazes）	

査は聞く力、理解する力、適切な結論を引き出す能力、問題を解決する能力を問うものです。

動作性知能は積木模様や物の組み合わせを下位項目に使って評価します。実際の検査は積木で形を再現したり、意味のある規則に従って物を配列します。記憶力、注意力、それに集中力は算数や数唱（連続する数字を小さい順または大きい順に繰り返して言う）によって評価されます。符号テストは数字と記号を使います。一つひとつの数字に割り当てられた記号を数字の下の四角い空所にできるだけ早く埋めていきます。この下位項目検査は視覚運動協調性を見るためのもので、注意力持続時間や学習継続能力と、学習障害を見つけるための検査としては最も信頼度の高いものです。

学習障害をもつ子どもや大人は、総合的な知能レベルと言語性知能レベルで大幅な差が見られることがあり、これは、個々の下位項目検査でも同様のことがいえます。例えば、子どもの学習障害に関する検査結果は、言語性知能が一一一、動作性知能が八七、総合知能が九八ということになるでしょうか。その他の有効な検査として、脳の機能を測るベンダー・ゲシュタルトなどがあります。この検査ではある抽象的な形を記憶して、同じ物を描かせます（模写）。性格の特徴は投影テストを使って判定します。それには、ロールシャッハ（インクの染みのような模様を解釈する）や課題統合検査（一続きの絵を見て物語を作る）などがあります。また神経心理学者は左右決定、立体構成などの検査を行なって脳の特殊な機能を研究しています。

これまで書かれてきたように、学習障害が複雑な問題を抱えていることは明らかです。多くの場合それは個別の多様な障害と関連しているからです。『失読症』という言葉は、読書能力と書字能力、つまり、書字や作文、手書きにも困難があることを意味します。『失読症』の人は文字（〝sad〟を〝ad〟のように）や単語（〝saw〟を〝was〟のように）を逆に書いたり、文字や言葉を省略したり、単語を変えてしまったり（例〝My book is under my bed〟を〝My book is under my ded〟にしてしまう）することがあります。その他、記憶するのが難しい、言葉を発音することができない、単語を書き写すことが難しいなどの問題があります。

失読症の例と同様に、計算障害は計算の過程で必要ないくつかの技能のうちのどれかの発達に欠陥があるためにおこります。言語能力は専門的な数学の用語を理解したり、正しく使ったりすることに関係するもので、言葉で書かれた問題を数学的な記号や関係式に変換するときに使われる『コード化』と同じです。認知能力は数学の符号や記号を理解したり、物をグループに分類したりするときに必要とされるものです。配列能力は数字を順番に並べる(掛け算の表にあるような)、または運算（長除法で計算の仕方を学ぶような）するときに必要です。計算能力は数字の意味や計算過程を理解することが必要とされます。

トゥレット症候群では学習障害の発生率が高いため、学習に問題のある子どもは学力到達能力、認知能力、それに情緒的順応性といった総合的な評価を受けることが必要とされています。こうした評価は訓練された小児科の心理療法士、スクールカウンセラー、または学習障害の専門家に任せられます。特別な問題や障害が認められた場合は、その子どもに応じて学習計画を変更します。トゥレット症候群や注意欠陥・多動性障害または学習障害のある生徒向けの特別プログラムはいろいろ考えられていますが、以下の例はその一部です。

一対一で子どもの手助けをすることが、しばしば要求されます。それには、個室でチューターをつけるか、個人的に時間を作って指導する、あるいは少人数のクラスで目を配るといった方法があります。

新しい概念の説明はゆっくりします。また、一度に多くのことを教えないことも大切です。

新しい教材を与える前に、一つの単元が終わったら必ず復習させます（学習障害の生徒はその日にわかっても、次の日にわからなくなることがよくあります）。

読む、書く、ノートを取ることが困難な場合には、その代わりにできることをさせます。例えば、レポートを書く代わりにテープに録音して提出させる、または読書の宿題はテープに録音されたものを聞くのがいいでしょう。手書きが困難なときはコンピューターを使うのが便利です。コンピューターを使った学習指導は非常に有効であり、概念さえ理解できていれば、数学に計算機を使うことも有効です。

教室での口頭による発表を評価の対象にしてもいいでしょう。ただし、音声チックに苦しんでいる生徒をむやみに指名するのは考えものです。

宿題は明確で手短な説明によって、家庭に伝わるようにするのがいいでしょう（注意欠陥・多動性障害あるいは学習障害の生徒は多くの場合、黒板の説明を書き写したり、教師が話すとおりにメモを取ったりするのが苦手です）。

提出物や宿題のノートの整理に手助けが必要です。

必要に応じて筆記テストの代わりに口頭でテストをします。その反対がよい場合もあります。質問の内容は理解しても、選択肢を選ぶのが難しい場合もあります。

教室の席は生徒の状態に合わせて決めたほうがいいでしょう。気の散るようなことからはできるだけ遠ざけ、必要なときには注意が払えるように教師に近いところがいいでしょう。そして、できるだけチックが目立たない席がいいと思います。

チックが抑え難くなったときには、教室から出る機会を与えることも必要です。そんなときの避難場所（例、保健室）も前もって決めておくといいでしょう。

勉強時間はときどき短い休憩を入れて一定の間隔にするか、ペースを変えることも必要です。

生徒が優先順位を決めて宿題を整理するように指導した方がいいでしょう。

教師、生徒、両者合意の上、現実的なゴールを決めることも必要です。

宿題は生徒の状態に合わせて量を加減することが必要です。例えば、算数の概念は理解しているが問題を解くのが遅い子どもには、宿題を一題おきにさせるというふうに工夫することもできます。

学習内容や方法をいったん決めたら、できるだけ変更しない方がいいでしょう。

机やロッカーの中をきれいにする、ノートの整理をするなどのための時間を特別にとっておくことも必要です。

たとえ学習能力が高くても、チック、注意欠陥・多動性障害、強迫性障害またはこれらの障害が重複しているときには、生徒の作業が遅くなることがあります。したがって、生徒の年齢や教育レベルにかかわらず、トゥレット症候群の子どもに試験をするときには、制限時間を決めないのがいいでしょう。

さらに、トゥレット症候群とは何かをクラスで説明すること（子どもの承認を得た上で）は、他の生徒の理解が得られ、しばしば教師の助けとなります。年長の生徒は自分自身のことをレポートにまとめて報告したいと思うかもしれません。トゥレット症候群に関するビデオテープも役に立つことがあります。

●情緒的問題

ここで述べた問題の一部、あるいはすべてをもっている子どもたちは自尊心が傷つきやすい傾向にあります。チックだけが目立っても、せいぜい他の生徒とちょっと違っているとみられるくらいです。注意欠陥・多動性障害の子どもたちは衝動的で馬鹿な行動をしているようにみえるので、しばしばクラスのピエロ役になったり、場合によっては、嫌われ者やのけ者にされたりします。学習障害のある子はたいてい自分が馬鹿だと感じています。概して、自尊心の低い子どもは、反抗的になったり、躾が難しかったり、自分の殻に閉じこもったりすることがあります。学校恐怖症、不安、社会的孤立、引きこもり、癇癪、反社会的行為はこうした子どもたちが適切な形での学習援助、精神的サポート、家庭での理解が得られなければ当然の結果としておこります。学校生活で精神的ダメージを受けると、その状態からいつまでも脱却できずにいることになります。学校で活躍する能力が自分にはないと思ってしまっている子どもたちは、すっかりあきらめてしまい、その結果自分はこのままでいいのだと思ってしまっていることが多くみられます。このような生徒をけなしたり、クラスのいじめの対象にさせたままにしておく教師はその生徒にとって大きなマイナス要因になります。

学校の選択を慎重に考えることも大切です。個々の地域にはトゥレット症候群の子どもの数は少なく、症状も非常に異なるため、現在の学校システムの中でこのような子どもたちをどこに入れるべきか判断するのは至難の業です。彼らはしばしば誤って、情緒的に障害のある子どものクラスに入れられ、そこで自尊心をひどく傷つけられ、また彼らの行動が他の子どもの悪い手本にされてしまいます。こうした子どもたちは、期待が低すぎても高すぎてもよい結果を生みません。

●薬物療法の効果

トゥレット症候群やそれに関連した障害から生ずる数々の問題点に加え、病気の治療に使われる薬の副作用のために生徒の学習能力が損なわれることがあります。薬の副作用が過剰に強調されるのは考えものですが、ハロドールやオーラップ、プロリキシンのような薬はチックを効果的に抑制すると同時に、副作用として疲労、眠気、認知の障害、自発性の低下、不安または学校恐怖症さえ生ずることがあります。注意欠陥・多動性障害や強迫性障害に使われる抗うつ薬も疲労感や眠気をおこすことがあります。このため薬の選択や投与量は定期的に見直されなければなりません。薬によって学校生活が妨げられるより、多少のチックを我慢するのを選択することはしばしばあり得ます。

第十章
その他の行動上の問題

夏が過ぎていくにつれて、コンピューターキャンプは非常に有益なものだったことが明らかになった。顔面チックや咳き払いが続いていたにもかかわらず、マイクはかつてなかったほどに幸福そうにみえた。家に帰り、機械的にテレビをつけるかわりに、友だちと行動し始めた。バスケットボールを始め、しかもそれが驚くほど上手だった。キャンプから帰った後、毎晩仲間の少年達と遊ぶためにウエストラムさんの家に行った。そこにはスポーツをする場所も設備もあった。ウエストラムさんは、かってカレッジ・バスケットボール・チームのスター選手で、しばしば少年たちと一緒にプレーをした。また、時々、父親たちも参加した。

トムはマイクが新しいことに熱中しているのを喜んでいた。『ぬいぐるみ』は相変わらずマイクの生活の一部だったし、彼らとの寝る前の儀式は続いていたし、事実、さらに長く複雑になっていたが、トムは気にかけなかった。実際、彼はそんなことに関心がなかった。というのは、最近、マイクは両親の助けをかりないでぬいぐるみとの寝る前の『試験』をするようになっていたし、世界年鑑から野球辞典へと興味が移っていた。それはトムにとって、広い意味で教育的とまでは言えなくても、十歳の少年にとってより正常であるように思えた。

ある日の午後、トムはいつもより早く家に帰ってきて、ウエストラムさんの家のバスケットボールのゲームに参加しようと思った。彼は決してスポーツマンではなかったし、ボブ・ウエストラムと並ぶとかなり不器用にみえることも知っていた。けれど、息子と一緒に運動することが大切だと考えていた。

最初はすべてがうまくいった。トムは以前やった時より足が軽かった。マイクは感激したようだった。それがトムを必要以上にがんばらせた。彼がボブ・ウエストラムのシュートをブロックしようとジャンプしたとき、彼の左腕がやや不自然な方向に動いた。彼は何がおこったのか直ぐにはわからなかった。けれど、激痛が肩に走ったことだけは確かだった。アスファルトの上に着地したとき大変なことがおこった予感がした、彼は右手で左肩を押さえながら、グランドに座った。

「大丈夫だ。大丈夫だよ。ゲームを続けてくれ。私はここでしばらく座っているから」

「顔色が悪いですよ」とボブは言った。

「本当だよ、父さん。どうしたの？」

「本当になんでもないよ。ちょっと肩を傷めただけだ。すぐによくなるよ」

ボブは家に走って行って、タオルに包んだ氷を詰めたプラスチックバッグを持ってきた。アイスバッグで肩を冷やしながら、トムはゲームを観戦した。痛みのことは考えないようにした。けれど、氷はほとんど効果がなかった。肩の様子を見るためにシャツを脱いだとき、マイクは肩を見て、「父さん、肩を見てよ！　すごく腫れていて、変だよ」と大声をあげた。トムは嫌がったが、ボブは彼を車でセント・ヨセフ病院の急患室に連れていって、レントゲン写真を撮ってもらった。医者は肩の後方脱臼で、手術が必要だと言った。彼は今晩病院に入院し、翌日の手術に備えなければならなかった。やがて、サラが病院に到着し、いい整形外科医を探すために方々に電話をかけた。二人の友だちがスペンサー・ダーク先生を推薦した。これは結局、急患室で紹介された医者と同じだった。マイクの医者選びの経験を思い出して、サラは早急な選択はいやだった。けれど、『こんな状態』ではそんなに長い時間的猶予はないんだ、とトムは言った。彼は済まさなければならないことを早く済ませて、退院したかった。

ダーク先生は翌日手術をした。手術はうまくいった。トムは三日間の入院で退院できたが、毎日リハビリ訓練のために病院に通わなければならなかった。そのため、海で一週間生活するという夏休みの家族旅行は中止になり、みんながっかりした。

災難があってから数週後、両親はマイクに新しいチックが出始めたのに気づいた。マイクは父の肩が脱臼したことを聞いて、さまざまな思いをめぐらし始めていた。ハービーは彼に、自分の肩を自由にはめたり、はずしたりできる人がいる話をした。すぐにマイクはやってみた。彼は実際に肩をはずすことはできなかったが、ある方向に動かすと音を出せることに気づいた。彼は痛くなるまでそれを続けた。そして、止めることができなくなった。止めようとすればするほど、音を出さずにはいられなくなり、痛みを感ずるのだった。

サラはマイクが肩を変に動かしているのに気づいていた。彼女は彼が父親の肩の状態を再現しようとしているのかと思った。けれど、エマが文句を言うまでは深く考えなかった。「震えがくるほどあの音がいやなの。止めさせてよ、ママ」

「おまえはいったい何をしてるんだい、マイク？　おまえもどこか肩の具合が悪いのかい？」

「いや、ただそうしたいだけなんだ。チックの一種だと思うよ。大したことじゃないよ。エマはいつも何でもないことを大げさに言うんだ」

彼は不愉快そうに姉を見て、足音高く部屋から出て行った。

けれど、数日後、マイクはトムに彼の肩を見せた。トムはかなり不快な音を聞いた。彼はマイクに肩を傷めるので止めるように注意した。けれど、マイクがどの程度それをしているのか知らなかった。彼はマイクの肩がすでに紫色になり、腫れているのにショックを受けた。「なんてこった。

どうしてこんなことになったんだい、マイク？」

「詳しいことはわからないよ。父さんが肩の怪我をしてから、そのことが頭を離れず、それから音がするまで肩を動かし始めたんだ。そして、止められなくなったんだ。止めようとするんだけどだめなんだ。僕のトゥレット症候群がまるで自分の意志を持っているみたいに…。」

トムはマイクをダーク先生のところに連れていった。彼は肩を診察して、マイクが肩をぐるぐる動かすのを止めさえすれば、自然に治ると言った。彼にトゥレット症候群を理解してもらうには時間がかかりそうだった。彼は動かさないようにマイクの肩を弾性包帯でしっかりと固定した。

包帯による固定は整形外科的には適切だったが、トゥレット症候群にはそうではなかった。固定はマイクに不快感を与え、肩を動かしたいという衝動が増した。彼はそのような衝動を抑えるために包帯と格闘しなければならなかった。その結果、毎回肩をひどく傷めるだけだった。自分でコントロールすることができないようだった。彼は単に止められないだけだった。

一週間後ダーク先生のところに行った時、包帯はボロボロになって、弛んでしまっていた。肩は元の状態に戻って――いや多分悪化して――いた。

「マイク、いったい何をしたんだい？　これはひどい。君は肩を安静にしなければいけないんだ。シャワーで包帯が濡れたのかい？　どこでこんなにボロボロにしたんだい？　濡らしちゃ駄目だし、運動もしちゃ駄目だと言ったろう？」

「そうじゃないんです」マイクは穏やかに言った。「トゥレット症候群のせいなんです。止められないんです」

ダーク先生はトムの方を見た。

「彼の言っていることは本当なんです。キャンプが終わり、マイクは今ほとんどいつも家にいます。彼は本当に止めようとしてるんですが、包帯をしているにもかかわらず肩を回そうとしてしまうんです。私は彼がもがいているのを見ました。汗だくでした。それがどれほど彼を傷めつけているのかおわかりでしょう。彼はそれをどうすることもできないんだと思います。この傷はそこからきているんだと思います」

マイクは不機嫌そうだった。

「一度間違ってドアにぶつけてしまいました」と彼は言った。

「そうか。何度も何かにぶつかったように見える。ほら見てごらん。古いもの、新しいもの、ここにはたった今できたように見える傷もある」と言いながら、ダーク先生はいぶかしげに、再び、トムの方を見た。

「わかりました」マイクは言った。「本当のことを言います。やってはいけないことはわかっているんです。でも、やらなくてはいられない感じがして、止められないんです——時々腕を回すだけでは治まらなくて、叩けば治まるような気がして、力一杯叩いてしまうんです。本当にごめんなさい。でも止められないんです」とマイクは涙をこらえながら言った。二人の大人は、しばらく彼を見つめながらたたずんでいた。

「マイク」トムは言った。「わかったとは言い難い。でも怒っちゃいないよ。おまえを怒っちゃいない」

ダーク先生の表情は困惑から驚きに変わっていた。そして、トムが息子を慰めようとしているのを見て、さらに困惑度が増したようだった。

「うん、この子は精神科医と相談する必要があるということがかなりはっきりしてきた。もし彼が自分に甘えているなら、私には彼の肩を治すことができないよ」

トムは先生の怒りをとりなそうとした。「マイクの言っていることは本当だと思います」トムは続けた。「これはトゥレット症候群の症状の一部だと思います。彼はその病気がそれ自身の意志をもっているようだと言っています。先生には馬鹿げたことのように聞こえるかもしれませんが、私には彼の言っていることがわかるんです。とにかく、彼を必要な医者に連れていきますが、肩についてはどうしたらいいでしょう？　もっといい方法はないんでしょうか？」

「うん、別の包帯をしよう。でも私はそれに責任はもてないよ。私は精神医学のことはあまり知らない、でも医学部で習った限りでは、父親の肩の術後に自分の肩を傷つける少年のことは、フロイトはほとんど述べていなかったと思うがね」

「ええ、多分そうだと思います。でもまず、マイクがかかっている精神科医に相談してみたいと思います。可能ならその先生に電話をしてみたいんですが？　もしよろしかったら、包帯を巻いている間にちょっと電話をお借りできないでしょうか？」

「もちろん。どうぞ」

トムは待合室に行き、受付で電話を借りた。彼はホール先生が病院から帰る寸前に彼女をつかまえた。彼が非常に狼狽していたので、彼女は病院に残り、その夜マイクを診察することを約束してくれた。彼らは三〇分ほどでそこに着いた。

ホール先生は一部始終の話を聞き、ダーク先生が巻いてくれたマイクの肩に巻かれた頑丈な包帯を見た。彼女は特に驚いた様子もなかった。彼女は、トゥレット症候群の患者の中には『自傷行為』と呼ばれる症状を示すものがいることを説明してくれた。別の病気の患者にこのような行為がみられる時は、精神病の兆候とみなければいけないが、トゥレット症候群の患者の場合には必ずしもそうではない。彼女は、他の面では充分に社会適応できている自傷『チック』や衝動をもったトゥレット症候群の患者をたくさん診てきた。自傷行為はチックと同様によくなったり、悪くなったりする。けれど、これをチックの範疇に入れるのかどうかは難しい。彼女の説明では、この問題に関する研究はほとんどないが、彼女の見解ではこのような行為はチックというよりも衝動といったほうが適切だろうということだった。彼女は、マイクにそれまで飲んでいたのとは別の薬、強迫性障害に有効なプロザックを飲むことをすすめた。それに痛み止めを追加してくれた。そして、悪循環がおこっているのだと説明してくれた。軽い痛みや筋肉への緊縛感が肩を回したいという衝動をおこし、肩を回すことによってそれがさらに強い痛みを生じ、一段と強い衝動を引きおこしていく。それは虫歯を舌で触りたくなる感覚と同じである。マイクの場合は、痛みがその衝動を満足させる唯一のものになっているのだった。マイクは自分の中でおこっていることが理解できたので、少し落ち着いた様子だった。

ホール先生は、痛み止めが悪循環を幾分断ち切るだろうと言った。彼女は包帯がその問題を悪化させるだけだということもわかっていた。彼女はダーク先生と電話で、長い時間話していた。それから、彼女は包帯をとり、トムにマイクを家に連れて帰り、できるだけ肩からマイクの気をそらすように忠告した。彼がそのことを考えれば考えるほど、彼はそれと戦わなければならないのだった。

「彼は翌週から学校が始まります。それでよくなるとは思うんですが。このような行動障害はどのくらいの頻度でおこるんでしょうか」

「確かなことはわかりません。正確な研究結果もないんです。それに、トゥレット症候群の患者をたくさん診ている医者の間でも意見が一致していないんです。あまりその頻度を調査しようという意見が出ないんです。というのは、自傷行為は普通『他の行動障害』と一緒におこるんです。だからあまり目立たないんです」

『他の行動障害』ってなんですか？　多分それにも備えておかなければならないんだと思うんですが」トムは冗談半分に言いながら息子の頭をいとおしげに撫でた。実際、彼は心配だった。

「最も頻繁におこるのは、怒りの感情を抑制できないことと、それに伴う攻撃的な行動だと思います。ちょうど今日の午後そういう問題を抱えた子どもを診察しました。彼は特別な原因がなくても、怒りが爆発するんです。彼の母親の表現をかりれば、彼は『野生の動物』のような顔つきになり、多少狂ったようになるんです。彼女を蹴り、叫び声をあげ、窓を割り、壁をはじめあらゆるものに穴を開けるんです。それは数時間続くんです。そして、その後この種の子どもたちはそのことを非常に後悔するんです。彼らはそんなことはしたくはないんです。彼らは決して悪い子どもたちではありません」

「なるほど、感謝すべきだよ。え、マイク？　それほどひどくはなかったが、前におまえにも怒りの爆発があったのを思い出したよ。カタプレスを飲んでから――今は飲んでいないが――、あるいは、おまえが少し成長したせいかもしれないが、そういうことはないよなあ。さあ、家に帰ろう。母さんが心配しているにちがいない。先生、遅くまでどうもありがとうございました。本当にご親切に。診ていただいた甲斐がありました」

「心配しないで。この方法がうまくいくのを願ってるわ。マイクにできるだけ肩のことを考える時間的余裕を与えないようにするのを忘れないでね。プロザックが効くまでには、最低一週間はかかるわ。それに量が少ないから、変化がでるにはもうちょっと量を増やす必要があるかもしれないわ。様子をみて、電話をちょうだい」
「はい、わかりました。さようなら。本当にありがとうございました」

＊　＊　＊

強迫性障害、注意欠陥・多動性障害、学習障害に加えて、他にもいろいろな行動上の問題がトゥレット症候群には出現します。これらの中には、攻撃性、非社会性、自傷および不適切な性行動、さらに、抑うつ、恐怖、不安および睡眠障害があります。

これらの問題を検討する前に、これらの行動がトゥレット症候群にどのくらいの頻度で発生するのかは、まだ正確にはわかっていないことを知っておかなくてはなりません。ある研究者は行動上の問題が高頻度に出現すると述べており、また、別の研究者はあまりみられないと述べています。研究者自身の見方の差がその結果に影響を与えているのでしょうか？　この病気に併発する問題行動の性質を理解する前に、次のような重要な問題にたいする答を知っておく必要があります。すなわち、報告された問題行動が充分に記録されているかどうか？　問題行動の頻度がチックの重症度に比例しているかどうか？　このような問題行動はトゥレット症候群から派生しているのか、それとも注意欠陥・多動性障害あるいは強迫性障害から派生したものなのか？　どの問題行動がこの病気と強く関係しているのか（器質的に）、またどの問題行動が慢性化や社会的な不適応と関係が深いのか？　といったことです。

ジル・ド・ラ・トゥレット博士は、彼の患者たちが不安、恐怖および強迫症状をもっていることに気づいていました。彼の死後数年間、トゥレット症候群は社会から忘れられていました。症状が出現するのは、抑圧された感情の表出だと考えられていました。しかし、チックの起源が精神的なものではなく、神経学的なものだとわかったとき、この病気は全く新しい視点から見直され始めました。シャピロ博士夫妻は、六〇年代後半から七〇年代前半に多くの患者を診て、広範な心理テストを行ないました。ほぼ完璧なテストが心理学者により『ブラインド』法で行なわれました。つまり、彼らはすべてのバイアスを除くために患者と直接会わず、診断も知らされないでテストをしました。その結果は、他の慢性疾患の患者にみられるものと同様の結果であり、この病気に特別な心理学的異常はありませんでした。

一九八七年、シャピロ博士夫妻は六歳〜十一歳の五八人の男児の調査をしました。約半数はトゥレット症候群だけの者であり、残りの半数は注意欠陥・多動性障害を併発していました。彼らの行動と社会適応能力を評価するために、小児行動チェックリスト（付録参照）が使われました。彼らの点数は健常男児群および病院の精神科外来に紹介された群の点数と比較されました。その結果は、トゥレット症候群だけの群では健常群と大差がありませんでした。しかし、注意欠陥・多動性障害を併発した群では、行動上および社会生活上での問題の発生頻度が精神科外来に紹介された群とほぼ同様でした。

別の調査ではシャピロ博士夫妻の結果と全く違っていました。八〇年代の初期、トゥレット症候群に関連していると考えられる障害のリストを含む質問用紙がトゥレット協会のオハイオ支部の会員に配布されました。解答者は、これらの障害によって彼らの生活がどの程度影響を受けるかを答えました（しばしば、ときどき、まれに）。そこには、チックの程度についての質問もありました（軽度、中等度、やや重度、重度）。四一二件の解答がありました。その結果は、障害の種類も程度もチックの重症度に比例していました。解答者のうち、怒りの爆発がしばしば問題となるものの割合は二八％、強迫性障害が三三％、多動障害が二八％、自己耽溺行動が八％、不安障害が三一％、気分障害が三一％、攻撃的行動が二五％でした。チックが重症の患者に限定すると、これらの問題行動の頻度は増加していました。すなわち、怒りの爆発が五五％、強迫性障害が六四％、多動障害が七三％、自己耽溺行動が二七％、不安障害が八三％、気分障害が七三％、攻撃的行動が五〇％、睡眠障害が五三％でした。これらの数値は予想よりかなり高いように思われます。しかし、このような数値が出るには、このような結果を生み出す、幾つかの要因があるのかもしれません。一つには多くの重症の問題を抱えた人たちがこの調査にすすんで協力したという要因も考えられます。このことは、チックに関しても同様です。なぜなら、そのような人たちはこの調査に大きな影響をあたえると考えられるからです。

トゥレット協会のペンシルベニア支部には、全会員の資料があります。一九九三年一月のものによると、三〇％が注意欠陥・多動性障害または注意欠陥障害、二三％が学習障害、六％が精神障害三％が強迫性障害を併発しているという結果でした。この数値はオハイオ支部のそれとずいぶん違っています。というのは、この調査は任意調査だったからです。強迫性障害が一般に知られていないとはいえ、その頻度が低いのには驚かされます。強迫性障害が一般に知られるにつれ、この頻度が増えるようであれば、興味深いことです。

オハイオ支部の調査の直後、トゥレット症候群の小児に関する二つの調査がジョンズ・ホプキンズ大学で行なわれました。最初の調査は小児行動チェックリストを使って二群（六歳〜十一歳と十二歳〜十六歳）のトゥレット症候群の子どもたちにたいして行なわれました。強迫性障害、多動性障害に加えて、攻撃性、未熟さ、引きこもり、体調異常が両群で正常群よりも高頻度にみられました。これらは、六歳〜十一歳の群よりも十二歳〜十六歳の群に多くみられました。この結果は、行動上の問題がトゥレット症候群の小児に多くみられるというだけではなく、青年期にいたるほど増えるということを示しています。シャピロ博士の調査とは明らかに異なって、ジョンズ・ホプキンズ大学での別の調査によると、行動上の問題はトゥレット症候群だけの子どもと注意欠陥・多動性障害を併発した子どもとで大きな違いはないという結果でした。カミングス博士夫妻の研究は、少なくとも彼らの患者の中には、強迫症、注意欠陥・多動症、不安、行為障害、うつ、躁、攻撃性、反抗挑戦性障害、パニック、恐怖障害、吃音、睡眠障害、アルコール中毒、肥満症、露出症のような精神科的障害および行動上の問題が多くみられるということをあらわしています。カミングス博士夫妻は、これらの問題行動の多くが遺伝的にトゥレット症候群と関係があると考えています。

カミングス博士夫妻の研究結果が、この数年間に広く知れわたるようになりました。しかし、彼らが推測した遺伝的関係については、他の遺伝学者によって確認されていません。また、彼らの個々の障害の定義も他の研究者のそれと違っています。例えば、カミングス博士夫妻は、『露出症』を三つの程度に分けました。第一度は自分や他人の性器へのタッチ（これは多くの研究者により、汚動症といわれています）であり、第三度（数は非常に少ない）にだけ公衆の面前での性器の露出が含まれます。事実、言葉の定義の不一致が、行動上の問題の理解の混乱を招く原因になっているのは疑いありません。性器へのタッチはある調査ではチックとして記載されていますし、また、別の調査では、汚動症、強迫行為、不適切な性的行動あるいは露出症と記載されています。

英国やオランダのトゥレット症候群の研究でも、強迫性障害や注意欠陥・多動性障害に加えて、うつ、不安、引きこもり、不適切な性行動、自傷行為、睡眠障害が正常群より高率にみられるという結果がでています。睡眠障害には、睡眠時遊行症、夜驚症、悪夢障害、夜尿および寝つきが悪かったり、中途覚醒といったようなさまざまな問題が含まれています。このような問題行動は、チックや強迫性障害や注意欠陥・多動性障害の治療薬によってもおこります。

トゥレット症候群とこのような問題行動との関係については、より詳しく、より広範な研究が必要です。現時点では、衝動や情動に関する問題および気分の異常な高揚に関しては、しばしばトゥレット症候群との関連が示唆されています。軽症のトゥレット症候群が診断され、症状の統計学的分析が行なわれれば、典型的なトゥレット症候群の病像が変わるかもしれません。しかし、今でも、治療者たちに最も関心があるのは、難しい症例の治療です。このような症例には、チックに加えて、強迫症、注意欠陥・多動症、抑制できない衝動性や攻撃性、怒りの爆発、自傷行為、睡眠障害、うつおよび不適切な性行動といったものにたいする包括的・全人的治療が必要です。つまりまず最初に、これらの問題の中のどれが存在するのかを注意深く評価することが必要です。治療には、薬、心理療法、行動療法、家族療法または結婚生活にたいする支援および学校生活または学業に関する環境の調製が必要です。それに加えて、治療者はチックの治療薬の副作用にもよく精通しておくことが大切です。ハロドールやオーラップのような薬は、学校・職場恐怖症、睡眠障害、および経験の浅い医者には精神病と間違われるような症状とともに、抑うつ、無関心、落ち着きのなさ、不安、気分の高揚、イライラ感をひきおこします。薬による副作用が行動上の問題をもつ子どもたちに本来みられるのと同じような症状をおこしていたという報告があります。実際、単に薬を減量したり中止することによって、重症の行動異常から解放された患者をしばしばみてきました。

家族にとって、その問題がトゥレット症候群によるものかどうかを区別することは非常に難しいことです。問題行動が全く制御できないものか、非常に困難なものか、制御できる、あるいは、すべきものかを区別できる医者または熟練したカウンセラーが必要です。何年間もこの病気と付きあってきた成人の当事者でさえ、これらの問題には混乱することがあります。トゥレット症候群の女性患者からルース・ブルーン博士へ寄せられた手紙がこの間の事情を物語っています。

日曜日のトゥレット協会の会合で、数人の人たちが私がいつも疑問に思っていることを質問をしました。トゥレット症候群による行動をどの程度コントロールできるのでしょうか？　夫はトゥレット症候群の人たちには彼らを支援する人や団体が必要だというんです。私には自分がどの程度自分をコントロールできるのかわからないんです。衝動をコントロールできるんでしょうか？　自分の行動を変えることができるんでしょうか？

夫または妻がトゥレット症候群の患者である場合、その配偶者が彼らを医者に連れていき、コントロールできない行動と、できる行動の区別についての説明を求めることがあります。妻が夫の怒りの爆発によって恐怖心を抱いたり、夫の衝動につきあっている妻が彼の要求に怒っていることがあります。結婚カウンセラーはそのような問題に対応するために、トゥレット症候群についてよく知っていなければなりません。職場での問題は、トゥレット症候群の人たちがそれまでの計画を変更しようとする時や今までとは違った考え方を求められた時におこります。上司がトゥレット症候群のことをよく知っていることを期待するのは現実的ではないので、このような場合には熟練と多くの説明を必要とします。両親の多くは、自分の子どもがトゥレット症候群であるのを知り、以前から羞恥や罰の対象になってきた運動チックや音声チックをどうしても止めてやることができないと知ったとき、罪の意識で落ち込んでしまいます。その中には、育て方が極端な方向に走ってしまい、すべての悪い行動を許してしまい、自分の子どもは何もコントロールできないんだ、あるいは、躾によりストレスをかけてはいけないんだと思ってしまう人がいます。子どもたちはしばしばこの利得をすばやく利用し、混乱した両親に優越感を感じるものもいます。コントロール可能か否かの判断は、その行動が社会的に受け入れられないものの場合にはより深刻になります。例えば、重症の唾吐きチックがありそれを抑えがたい場合でも、人の顔に唾を吐くという行動はそれを抑えることを学習しなければなりません。親、子ども、医者は協力して問題行動にたいする対策を考えなければなりません。怒りの爆発や攻撃的行動をもった子どもたちはしばしば扱いが非常に難しいものです。怒りの爆発には普通それに続いて後悔の念がおこります。そのために、両親は子どもが自分の気持を全くコントロールできないのかどうかを判断するのが難しいのです。イェール大学小児研究センターの専門家によれば、この種の行動は完全にコントロールできないわけではないが、そのような子どもたちは、攻撃的考えと行動との間にごく薄い壁しか持っていないと考えるのが最も適当であると指摘しています。別の言葉で言えば、彼らはいとも簡単に自分の気持のコントロールができなくなるし、自分の行動をコントロールするのが難しくなるのです。つまり、彼らが忍耐と理解する能力を保っているうちは、まだ自分の行動に責任がもてるにちがいありません。この原理は、もちろん、青年や成人にもあてはまります。

トゥレット症候群および行動上の問題に対応するのは、しばしば困難を伴うことであり、いろいろな薬の試行や組み合わせが必要です。そのような子どもたちと一緒に、忍耐強く、一貫した行動のコントロール法を練習することも必要です。そのためには行動の規則が慎重に計画され、はっきりと書いて伝えられ、定期的に評価されることが必要です。両親は彼らがわかっているにもかかわらず実行できないのを叱らないようにしなければなりません。場合によってはいったん距離をおいて、それから再び踏み込んでいくようにしなければなりません。なぜなら、その方がうまくいくからです。大抵の子どもたちは自分の日課の変化に対応できますが、衝動的または自分をコントロールすることが非常に難しい子どもたちは日課をうまくこなすことがかなり困難です。年齢にふさわしい飴と鞭が有効です。例えば、ある子どもの場合には月曜日には自分をコントロールするのが困難でした。なぜなら、この先一週間のことが心配で、それが彼の行動に影響を与えたからでした。

悪い行動にたいする課外授業または善い行動にたいする日々の小さなお駄賃が非常に有効です。衝動的、儀式的行動は一定の範囲までは許されます。しかし、それが極端になったり、その子の生活を障害する場合には止めるようにしなくてはなりません。

自傷行為は治療が困難です。トゥレット症候群の人たちの多くは、自分を叩いたり噛んだりするチックをもっています。その結果生ずる痛みは直接の罰となりますが、それでも止めることができません。このような行動が重症になったり、慢性になり、薬や行動療法でうまく治療できないときには、噛むのを防ぐために歯科医によってマウスピースのような装具や大きな傷を防ぐためのパッドの使用が必要になる場合もあります。しかし、そのような例は稀です。また、患者がさらに大きなダメージを与えるのを罰するために自分を繰り返し叩くようなことも稀なことです。

露出症のような不適切な性行動は家族にとって非常に気分の悪い問題です。このような行動は稀なことですが、素早い対応が求められます。治療者は最初に、患者が社会に受け入れられる行動の範囲を理解しているかどうかを確かめるべきです。治療として、薬が有効の場合もあります。しかし、学習による抑制と行動様式の代替を利用した行動療法も治療の重要な位置をしめています。

このような問題行動を治療するのに使われる薬には、抗うつ薬、抗不安薬、気分調節薬、抗てんかん薬などがあります。残念なことですが、治療が成功するまでには多くの場合、試行錯誤が必要です。

トゥレット症候群に内在する問題に加えて、不可解で困難な状態にたいする患者の二次的な心理反応が問題になります。トゥレット症候群にかなりの経験をもつ小児精神科医であるアルキー・シルバー博士は、いくつかの対応すべき問題について、詳細に書いています。彼の説明によると、トゥレット症候群の子どもたちは、しばしばチックやその他の問題行動に先行する前兆とも呼ぶべき衝動に気づいており、それを抑えようと戦っていますが、いつも負けてしまうのです。その結果、無力感、羞恥心、罪悪感が彼らを支配します。これは治療されなければなりません。その子の環境と自意識の強さにより、このような感情はいろいろな形をとります。子どもたちの中には、非難の矛先を外界に向けたり、悪魔にとりつかれていると信ずるものもいます。またある者は、自分を責めたり、あるいは自分を潜在的な悪魔の心または狂気をもつ一種の多重人格者としてみることにより、同時に両極端の防衛策を使うことがあります。我々の経験では、子どもたちはその衝動を彼らの心や体に住んでいる別の生き物でもあるかのように『僕のトゥレット』という表現をするのが普通です。このような別の自分に『ジョージ』というような名前をつけているものさえいます。そして、奇妙だったり悪い行動は『ジョージ』のせいにするのです。経験の少ないセラピストがこのような虚構を精神病的あるいは『前精神病的』と解釈してしまうのは想像にかたくありません。『ジョージ』は子どもの心の中で超現実的になるわけではないし、また、子どもの責任のすべてを肩代わりしてくれるわけでもなく、この虚構はそれと共存するための建設的な方法かもしれません。

両親およびセラピストは、子どもたちが抱く性的な考えや暴力的な考えと実際に行動するということとは全く違うことだということをしっかりと理解させなくてはいけません。このような子どもたちは『母さんなんか死ねばいい』というような怒りを伴った考えにとらわれるかもしれません。例えば、強迫症状をもつ子どもの反復する思考のように、子どもたちの頭の中にこのような考えが駆け巡っているときに、彼らは自分が悪い考えをしていることを納得しているのでしょう。この考えは、子どもがこの『悪い』考えを誰にも言うことができなかったり、再確認できないときに、信念として強化されます。

トゥレット症候群がもたらす内的な混乱とともに敵対的で拒否的な外界とも共生する必要があります。多くの親たちは、献身的な努力にもかかわらず、自分の子どもが生活に支障のある慢性の遺伝性の病気をもっていることに伴う失望、不安、後ろめたい心を隠し通せないのを認めざるをえません。子どもたちは、両親がどんなことを感じているのかを素早く感じ取ります。教師たちは、思いやりがなかったり、厳しかったりするかもしれません。時々、教師の態度が級友に影響をあたえることがあるかもしれません。学校の廊下の木の箱に閉じ込められたり、チックや汚言症のために部屋の中に数日間閉じ込められたというような恐ろしい例もありました。これに加えて、意図的であろうとなかろうと、級友たちの思いやりのなさに直面します。このようにして、不安、抑うつおよび自尊心の欠如が日常茶飯事の問題になることは驚くに値しません。

自尊心が乏しい子どもたちが青年や大人になるにつれて、彼らは刹那的な開放をもたらす娯楽にひかれやすくなります。酒、麻薬、不純異性交友は彼らの内的葛藤を癒してくれます。しかし、これは大きな問題です。

トゥレット症候群の大人の中には、自己療法という合理的手段によって、違法な薬物に手を染めることがあります。たいていの者は、うまく適合できるようにコントロールします。しかし、中にはしだいに社会的に孤立し、社会からの脱落者への入口にいたるものもいます。そのような場合には、抑うつが生活を支配し、その結果、大きな生活上の支障をきたし、さらには引きこもりとなることがあります。

薬はどの時期においても有用です。また、引きこもりの大人は、他のトゥレット症候群の患者とのグループ治療も有効です。同じような、あるいは、より重症の人たちとの出会いは、受容の気持や受容の仕方を学ぶことにもなります。

この章でお話しした多くの潜在的な問題にもかかわらず、子どもでも大人でも、平均的なトゥレット症候群の患者は、その病気とうまくやっています。我々は、何人かのかなり重症の患者から特に感銘を受けました。彼らはかなりの障害があるにもかかわらず、その病気との日々の戦いにおいてすばらしい勇気を示してくれました。現役の大学教授である、そのような患者の一人は、彼の成功の要素を二つあげています。決断、それは自らの内から生ずるものである。そして、援助、それは両親が彼に自尊心を形成する基礎を与えることから始まった、と語っています。

第十一章　治療

　ある晴れた秋の午後、サラはお気に入りの骨董屋の店先で立ち止まった。そして、南北戦争の兵士の像のあおり止めを見つけて、そのすばらしさに身震いした。彼女は、連合軍の兵士のものはすでにもっていた。このあおり止めはかなり高価だったが、それを見過ごすことはできなかった。彼女はそれを買った。そして、エレンが家にいれば立ち寄って見せたいと思った。

　エレンは、最近トゥレット協会の支部の会長になった。彼女はジョージと交代したのだった。というのは、彼は自分の学位取得と妻が働いている間幼い娘のめんどうをみるのに忙しかったからである。サラがエレンの家に着くと、彼女は長いタイプで打った手紙のようなものを読んでいた。サラのあおり止めを誉めた後、「あなたもこの手紙を読むといいわ。会員の一人の父親が、トゥレット協会に役立ててくださいと、息子の病気のことを書いた手紙を送ってきたのよ。彼らはモンタナに住んでるんだけど、そこには、トゥレット症候群のことをよく知っている医者がいなかったのよ。長いけど、読んで聞かせたいの。というのは、この手紙は私が息子のザックと歩んできた道のりをまざまざと思い出させてくれるからなの」

「わかったわ。大丈夫、時間はあるわ。読んでちょうだい」

ある家族のトゥレット症候群との闘い

ボブは我が家の仲のいい四人の子どもたちの上から二番目だった。彼は優秀な学生でありスポーツマンだった。彼はトゥレット症候群だった。我々は、やっと一年前、その病気を正確に診断できず、そのために大量の強い薬を処方する何人かの専門家に診てもらうというこの世の修羅場から生還したばかりだった。そのような体験は、結果的にトゥレット症候群に伴う彼のイライラを増し、毎日何度となく発作的な症状をひきおこすこととなった。この発作的な症状は非常に強かったので、もしこの病気を正確に診断できる医者と適切な薬がみつからなければ、ボブは今にも死んでしまうのではないかと思ったほどだった。

十一月

トゥレット症候群の症状は、ボブが十三歳のとき始まった。そして、異常に寡黙になった。ある時、ボブと私は、近くの町にバスケットの試合のために行った。その間、彼はほとんど口をきかなかった。それは非常に珍しいことだった。彼はずっと何か別の考えにとりつかれていて、話も途絶えがちだった。毎晩のように、彼はテレビの前にいた。そして、気分を和らげるために、体を動かしていた。ある晩の夕食時、彼が腕や腹を捻っているのに気づいた。我々はそれが『神経質な癖』だと考えて、気にしないでいるのが一番だと感じた。彼は五歳の時、目にチックがあり、そのままにしているうちに消えたようだった。

十二月

腕と腹のチックは徐々に強くなり、礼拝や夕食あるいはテレビを見ている時のような、座っている時にとくに目立つようになった。クリスマスで祖母の家に行ったとき、彼女はチックに気づき、心配してくれた。

一月

我々は、ボブが自分の部屋で異常な音をたてているのを聞くにいたって、さらにそれに注目するようになった。彼に大丈夫かと聞くと、いつも「大丈夫、ちょっと一人にしておいて」と答えるのだった。彼は、しばしば体を捻ったり、手足を伸ばしたり、伸ばしたまま力を入れたり、声をだしているのだった。彼はこのような動きに多くの時間を費やして汗まみれになった。運動は彼の気分を軽快にさせるようだったが、いつもくたくたになるまでしなければならなかった。途中では止められなかった。

二月

医者に診てもらうことにした。その時の我々には、この珍しい病気を診断し、治療することがこれほど大変なことになるとは予想できなかった。最初は、ボブの動きが簡単に止められると考えている近所の医者にかかることから始まった。その医者は彼に極限まで運動するように指示した。その結果、症状は悪化した。彼は運動が止められなくなり、一日中汗まみれだった。チックは極端にひどくなった。彼の心臓が壊れるのではないか、関節が脱臼するのではないかと心配した。彼の心拍数と血圧は極度に上昇した。

三月

かかりつけ医に診てもらった。彼はこの病気が単純なチックではないと判断し、専門家に診てもらうようにすすめた。バリウム（抗不安薬の一種）をもらって飲んだ。けれど、全く改善はなく、頭痛がおこった。運動を控えるようにいわれた。

ボブの母は看護婦だったので、家や地域の病院で手に入るあらゆる医学資料で勉強した。その結果、我々はボブの病気は小舞踏病だろうと思った。

「ちょうどトムのおばのリリーのようだわ。そういう間違いはしばしばおこるのよ」とサラは言った。

「多分、そういう例は多いと思うわ。私も別に驚かないわ」エレンは読み続けた。

切羽詰まった状況の中で、できるだけ近くの神経内科医に予約をとった。それでも遠方なので、彼の診療所まで、ひどい吹雪の中を数時間かけて、車で行かなければならなかった。我々はすべての症状をその医者に注意深く繰り返し説明した。彼はボブが短時間動きを止めることができるという理由から、我々の考えていた病気を否定した。脳波、ＣＴ、血中銅濃度およびＭＭＰＩ（心理テストの一つ）など一連の検査をした。彼は我々がこの問題に過剰に反応していると考えていた。それから、ハロドールを開始した。我々は彼にこの薬の副作用について尋ねた。彼は副作用はないと強調した。

「まあ、何てことなんでしょう。エレン、私にはその後どんなことがおこったのか容易に想像がつくわ」

「そうね。私はこの先をあなたが来る前に読んでたんだけど、この先生は副作用がないと言っただけでなく、最初から大量に出し過ぎだわ。ザックの経験からすると、それがとても多すぎるってことがすぐにわかるわ」エレンは脚を伸ばし、先を読む前にソファーの上で肩の力を抜いた。


検査がすべて正常だったので、診断がつかなかった。彼は、ウィルソン病、トゥレット症候群あるいは『その近縁の病気』だろうと言った。正しい診断をつけるために、我々があらゆる情報を利用することをすすめた。彼は正しい診断をつけるには代謝性神経疾患をよく知っている専門医を見つけることが必要だと考えていた。ハロドールの一㎎錠を一日に四回飲み、チックが強い時には、必要に応じて追加することをすすめた。さらに、これを二日間続け、それから、一日に四回ハロドールの二㎎錠を内服するように言われた。彼はそれが百害あって一利なしだとは感じていなかった。

普通なら三時間ですむのに、吹雪のために帰りは五時間もかかった。我々はすでにボブにハロドールを飲ませていた。それでも、チックが止まらないので、車の中でさらに一㎎追加した。家から一時間位のところで、彼の眼は上転し、その晩ずっと、焦点があわなかった。帰宅するや否や、私は医者に電話して、一部始終を話した。彼は、私がパニックになっているのなら、私自身が薬を飲まなければいけないと言った。でも最後には、ボブの眼の症状は、彼が副作用はないと言ったその薬でおこったのだろうと認めた。我々はボブの眼の焦点が合わないので、夕食を食べさせてやらなければならなかった。激しいチック症状は続いた。我々はハロドールを中止し、ゴミ箱に捨てた。

ボブのチックは、診療所にいるときにはあまり激しくなかったので、医者は、彼の病気にたいする我々の関心度が理解できなかった。もしチックの強さを目の前で見ることができれば、多分、この病気を正確に診断できるだろうと思った。我々はチックのひどさを彼に伝えるためにそれをビデオテープに撮って送った。そのテープを見なかったのか、何の返事もなかった。返事がないまま二週間がすぎ、その間にボブの症状は悪くなった。この間、チックとトゥレット症候群についてより多くのことを学んだ。ボブの祖母は、トゥレット症候群に関する意見をアン・ランダーのコラムに投稿した。最終的に子ども病院に紹介してもらうために、かかりつけ医のところに行った。我々はそこではこの稀な病気を診断し、治療することができるものだと思った。

四月

再び吹雪の中を四時間かけて子ども病院へ行った。ボブのチックは非常に強かったので、時々シートベルトがはずれそうになった。病院では検査が始まった。主治医は小児神経科医だった。そして、別の四人の医者と診断や治療について相談した。結局、一日かけて診てもらった結果、主治医はその日の午後遅く、ボブは確かにトゥレット症候群だと言った。彼はボブに『落ち着いて』心配しないようにと言った。ボブはハロドールがよく効かなかったので、プロリキシンを試すことにした。私は、トゥレット症候群の強迫症状にカタプレスが効くことを読んで知っていた。そして、それがボブの問題の大きな部分をしめていると感じていた。私はこのことを医者に言ったが、気に留めてもらえなかった。彼はプロリキシンを一週間に〇・五㎎ずつ増やすことをすすめた。けれど、症状が強いので、我々はもっと急速に増加した（三日に五・〇㎎ずつ）。

心理検査が行なわれ、家族全員に面接が行なわれた。その結果はボブが非常にイライラしていて怒りやすい若者であることを示していた。我々は、新しい看護婦やボブと同室の患者にこの病気のことを説明しようとした。なぜなら、叫び声が彼らを怖がらせてしまうからだった。小児神経科医は、プロリキシンを少なくとも二週間にわたって増加すべきだと考えた。彼によれば、ボブはかつて診たなかで最も重症のトゥレット症候群の一例だとのことだった。彼は、その薬が症状を少しは改善できるが、大幅な改善は無理だろうと感じていた。

結局我々は二週間病院にとどまり、プロリキシンの量は増加した。この間ボブはますます不安になった。生活のすべてに焦燥感を伴った。彼は、ベッドや部屋に短時間もいられなかった。頻繁に歩いたり、運動しなくてはならなかった。我々はしばしばキャッチボールをした。けれど、プロリキシンが増えると、ボールを真っ直ぐに投げることができなくなった。これは苦痛だった。なぜなら、ボブは数年前から野球をしていてそれが非常に得意だったのだ。薬は彼の巧緻性を障害しているようにみえた。ハロドールが投与されたとき、彼の眼は再び上転した。これを改善するために、コジェンチンを開始した。医者は三日ごとに回診に来た。彼はボブの頭に手を置き、『落ち着きなさい』と言った。

退院の許可がでたとき、医者は『できる限りの心理的サポート』を利用することをすすめた。もし家でうまくいかないことがあれば、ボブを精神科病棟に六カ月間入院させるべきだと言った。私はこの病気になる前の一三年間のボブを知っていた。そして、彼が精神病ではないことを知っていた。彼はこの神経学的病気にたいする適切な薬を必要としていた。そして、我々はよくなるまで決して諦めないことに決めた。

子ども病院を退院するときの薬の量は、一日にプロリキシンが八・五㎎でコンジェンチンが一・〇㎎だった。

今や診断は、はっきりしていた。薬を飲むのは大変だったが、我々はボブがトゥレット症候群であるという事実を再確認した。我々はボブが適切な治療を受け、症状が軽くなり、普通の教育や生活ができるように、あらゆる手段を利用しようとした。

五月

帰宅したとき、チックは少しよくなっていた。けれど、新しい多くの問題があった。不安感は増え続けた。学校には午前一、二時間、午後一、二時間だけ出席できた。彼は学校ではチックを抑えることができた。そして、彼の脆弱なフラストレーションに対する耐用閾を超えたとき、怒りの爆発がおこった。彼は食事の時間だけ座っていることができた。そして、一日中常に肉体的、精神的に挑戦し続ける必要があった。もしそうしないと、数分間持続する、発声を伴った、けいれん様の、大きな動きがおきた。この一連の出来事から解放される唯一の方法は、晴れていようが雨が降っていようが、母と一緒に散歩することだった。それが彼に症状を抑える力を取り戻させる唯一の手段だった。ボブの母は、このような状態が今後も続くのだろうかあるいはもっと悪くはならないだろうかと考えて、彼と歩きながら絶望的な気持になりむせび泣いた。

六月

ゴールデン・レトリバー種の子犬を買った。このことは家族全体にも、そして特にボブにいい影響を与えた。その子犬は我々の極度のストレスを察知しているようにみえた。ボブは六月中野球をしていた。午前中は練習をし、午後は試合をした。運動や仲間との付き合いは彼にとっていい方向にはたらいた。彼は車に乗って試合に行った。試合中はほとんどチックを抑えることができた。けれど、帰宅しシャワーを浴び始めるや否や、動きや声が爆発的にでた。我々は病院から精神科医を紹介された。医者はボブのプロリキシンを一日一二・五mgに増量した。けれど、手の震えや涎がでたので、一〇mgに戻した。コジェンチンを一・五mgに増量した。

最大の悩みは、この医者を単純に信用できないことだった。というのは、彼はトゥレット症候群についてほとんど知らないようにみえたからだ。そこで、我々は、トゥレット協会から文献やビデオをたくさん手に入れ、それを学習した。ハーバード大学の会報には、カタプレスはトゥレット症候群で強迫性障害のある患者には非常に有効だと書いてあった。この記事は、その後、カタプレスの治療を受けるのに大変役だった。

七月

我々は精神科医にたいしてイライラが募った。そして、この問題をかかりつけ医に相談した。

彼は、我々のジレンマをよく理解してくれた。そして、ボブの治療に関し、今後とるべき、適切で有効な医学的方法を教えてくれた。カタプレスの研究結果の資料を彼のところに持っていった。彼は我々がそれを試すことに同意してくれた。イェール大学方式にしたがって、その薬を一日〇・〇二五㎎から〇・三〇㎎へと少しずつ増量した。カタプレスの効果が最もいいのは、内服とスキンパッチの併用だった。けれど、スキンパッチはボブが毎日の激しい運動のために一週間どころではなく、たった一日で剥げてしまった。

「マイクがスキンパッチを使ったときも、同じだったわ。悪くはないというくらいで」とサラは言った。

「そうね。あーそうだわ。お茶かコーヒーを出さなきゃね。どちらがいいかしら?」

「お茶もありがたいけど、まずは読み終えてからにしてちょうだい」

「いいわ」

カタプレスによって、ボブは『気が長く』なったようだった。怒りの爆発が減った。けれど、完全には消えなかった。ボブのチックと衝動的な問題行動は薬を始めてから、六月の下旬と七月の上旬は軽かった。我々は七月四日、ボブの祖父母を訪れた。そして、国立公園に短期間の旅行に行った。

八月

真夏が近づくにつれ、ボブの状態は悪くなった。日々不安感が募り、それがまた不安をかきたてた。食事はほぼ規則正しく取っていた。朝な夕な二〇分から三〇分間叫び声をあげ、拳で壁を叩くという行動がおこった。我々は無力だった。恐れおののき、少しでも落ち着いたときには、ほっとすると共に彼の身を案じた。

九月

わが家の子どもたちは、すべて、教会に関係のある地域の学校に通っていた。クラスの規模は小さく、最もよいのは、ボブの担任が今まで会った中でも最も親切で、非常によく気のつく人だったことである。我々はいかなることがあろうと、ボブが教育を受けることを望んでいた。けれど、学校へ行くのは難しかった。最初は一日中行くことができたが、そのうちにそれが難しくなってしまった。というのは、教室で長時間チックを抑えるのが難しかったからである。

朝と夕の発作は、その程度を増していた。朝は二〇分、夕は六〇分続いた。叫ぶことで、声帯が傷ついた。夕方の発作時には、意識的に一人で浴室に行った。そこで、叫び、拳を振り上げ、壁に自分の頭を打ち付けた。我々は運動マットを買って、彼の発作が始まる前に浴室においた。これによって、幾分怪我を少なくすることができた（この間、彼は額に大きな鉢巻をしていた）。彼の兄と私は、彼の傷を最小にするために、壁に適当な大きさに切ったフォームラバーをテープで貼った。妻と私は、できるだけ長く彼を押さえつけておこうとした。けれど、まもなく部屋から出なければならなかった。というのは、我々は暴力的で発作的な行動を力で抑えることができなかったからである。それから、私は、ドアや外枠を押さえ、彼がそれに繰り返し体当たりして、壊すのを防がなければならなかった。このような一連の発作の極期におこる恐ろしげな絶叫の合間には自殺の恐れさえあった。朝、ボブは耳をつんざく叫びで目が覚め、イライラを解消するために、激しい運動やウェイト・リフテイングを小一時間した。彼が唯一解放されるのは、寝ている間だけだった。

ある日、我々は、夕方に飲んでいるプロリキシンの一部を昼に飲めば、夜の発作を少なくすることができるのではないかと考えた。けれど、そうしてみると、飲んでから数分で、制御できなかった絶叫は消え、彼はボールのように丸くなって床に転がった。かかりつけの医者はちょうど町を離れていて、どうしたらいいかわからなかった。しばらくして、妻はボブを歩かせた。彼の足取りはぎこちなかった。泣きながら苦しんだ後、やっとのことで、そのような状態は過ぎ去った。プロリキシンを大量に飲んだことがこのような状態を引きおこしたのだろうと思った。この薬を減らすか中止しようと思った。

一日に一・五㎎ずつ減量しようとした。しかし、三日、四日後には、夕方の発作が激しくなった。驚いて、元の一日一〇㎎に戻した。

ボブを救う最後の手段として、米国トゥレット協会から手に入れた医療情報で知り得た最適と思われる三人の医者を選んだ。その各々にボブの全経過、薬、診てもらった医者の名前、症状を書いた手紙を送った。この手紙の内容をかかりつけの医者にもみせて、彼の署名をもらった。そして、彼らが我々あるいはかかりつけ医に連絡をとってくれるようにお願いした。

そのうちの一人が電話で答えてくれた(別の二人はその後手紙で答えてくれた)。電話をくれた医者が言うには、ボブの状態をもっと詳しく聞く必要があるとのことだった。全経過を話すための電話受診は一時間も続いた。ボブの状態を知らせるビデオも送った。彼は、我々が三つの独立した問題を抱えていると感じていた。第一の問題は、ボブのチックが強迫症状によって増強されていることだった。昼間学校にいるとき、彼はチックを抑えようとしているので、他のトゥレット症候群の患者と同じように緊張がたかまる。けれど、ボブの場合には、強迫症状がイライラを増した。実際、彼は強迫症による多くの問題を抱えていた。物事が計画通りにならないと、彼には耐えられないのだった。彼は食事の時以外、何も食べることができなかった。食事も計画的にしなければいられなかったので、食事時間もほんの数分だった。運動も、エネルギーを解放する手段ではなく、それ自体が強迫行為になった。運動とチックで、カロリーをたくさん使い、危険な状況まで体重が減った。彼はまた常に立っていなければならなかった。学校では自分の机のところに立ち、家では台所のテーブルのところに立っていた。それが疲労と不快感とにつながった。車に乗る時には、きついシートベルトや多くのそれに類するものが彼を非常にイライラさせた。

けれど、これですべてではなかった。第二の問題は、彼が大量のプロリキシンによってアカシジアやデイスフォリアにも悩まされていることだった。

「アカシジアって何？」

「じっとしていられない感じでリラックスできないことよ。ザックも薬を変えたときに少しあったわ。デイスフォリアは、薬のためにおこる一種のうつあるいは不快感のことよ」

「わかったわ。中断させてごめんなさい。続けてちょうだい」

プロリキシンの大量使用はチックを抑えないで、悪化させるのである。プロリキシンが開始された時、急激に増量されたので、多分一日か二日で有効量に達し、さらにそれを超えてしまったのだろう。その結果、それは効果がでるというよりも有害になってしまったのだ。

第三の問題は、ボブが薬を変えることに対して、異常に感受性が高そうだということだった。プロリキシンの減量はいいことだが、急激にすることによって、症状を増悪させるという禁断症状を招くことになったのだ。

ゆっくりと慎重に治療することで意見が一致した。プロリキシンが再び減量され、クロニジンが増量された。我々は、徐々に不安から解放された。

一月

プロリキシンが七・五mgに減量され、その頃ちょうど米国で使用可能になった、プロザックが一日一〇mgから開始された。それがカタプレスの代わりになることが期待された。プロザックを開始してから、ボブは強迫症状が軽くなったと言った。彼はまだ運動することに固執していたが、学校生活が楽になり、一日に数時間出席できるようになった。怒りの爆発も幾分軽快した。プロザックが一日二〇mgに増量された。

二月

とうとう初めての大きな変化がおこった。今までしていた朝の運動が一時間四五分から一時間になった。プロザックが一日四〇mgに増量された。ボブは学校が好きになり、行くことに不安を感じていないようにみえた。
プロザックがさらに一日六〇㎎に増量された。副作用はなかった。強迫症状はかなりよくなった。けれど、まだほとんど一日中立っていなければならなかった。医者はプロリキシンを減量した。幸いにも、チックの増悪はなかった。夕方の暴力的な発作も軽くなった。それはエアロバイク運動で代行された。

三月

悪い知らせがはいった。ボブの祖母が脳卒中で倒れたのだ。ボブは葬儀に出席することを強く望んだ。我々の心配をよそに、彼は車での長旅もこなし、さらに棺を運ぶことにも参加できた。家族は香典の半分をこの病気の原因と薬の発見の研究のためにトゥレット協会に寄付することに決めた。月末には、朝の絶叫発作は短縮し、治まる気配さえみせた。プロリキシンは一日五㎎になった。彼は過去の辛い日々を忘れ始めた。学校生活をうまくこなせるようになった。そして、一年ぶりに、一日中、学校での生活をこなし、昼食も食べられるようになった。

四月

さらに大きな変化がおこった。イースターの朝、彼は朝の運動をしなければならないという衝動を感じなかった。祖父がイースターの週末に我が家に来た。そして、ボブが非常によくなったことを喜んだ。

こうして、絶叫発作は最終的に止まった。これは回復を示す確実な兆候だった。一年以上も、暴力的なチックと絶叫発作は常に続いていたのである。

残った大きな問題は、不安感、立っていなくてはならないという衝動、運動チック、そして、食事時刻だけにしか食べられないという観念だった。ボブは、このような観念とこの病気による肉体的な消耗により異常に痩せていた。けれど、彼は、トゥレット症候群に囚われていたために、人に語りかけることさえできなかった二年間の月日を経て、今再び友に語りかけることができるようになった。我々は彼が最悪の状態の時にも、彼の級友たちが変わらず彼の友であり続けてくれたことに感謝した。彼らには、その間ボブにどんなことがおこっていたのか知る由もなかった。

プロリキシンが一日四㎎まで減量されたとき、ボブは立っている必要がなくなった。

その後数カ月間にプロリキシンが一日二・五㎎にまで減量され、プロザックが八〇㎎まで増量された。カタプレスとコジェンチンは中止された。

それから二年間、ボブは調子がよかった。強迫症状はほとんど無くなった。一日中、学校生活が送れるようになり、成績もよくなった。今年卒業する予定で、医者になりたいと思っている。社会的活動も活発にしている。

我々は我が家のトゥレット症候群との戦いの経験をとおして、他のトゥレット症候群の人たちにも自分たちの現状に希望をみつけて欲しいと願っている。我々は、プライドばかり高くて、この病気の診断や治療ができない無能な専門家との多くの無益な経験をした。

我々が経験したトゥレット症候群の症状の急激な増悪の経過は典型的なものではないかもしれない。また多くの人たちが、正しい診断や適切な治療を受けるのにもっと多くのむだな時間を費やしていることだろう。トゥレット協会にも感謝している。そこでは、この病気から一日も早く患者を解放するために、トゥレット症候群に精通した多くの医師を養成している。

我々は、神様が我々をよい方向に導いてくださったことにも感謝している。息子は今や普通の生活を送ることができ、適切に治療されたトゥレット症候群とほぼ共生することができている。この事実は、現在困難な状況にいるトゥレット症候群の患者に希望を与えることになると考えている。

現在の彼を誇りに、また、幸福だと思っているに違いない天国にいるボブの祖母の香典の一部を寄付として同封します。

「これからも、いろいろな問題がおこるんじゃないかしら」とエレンは言った。「もっと悪くなることだってあるかもしれない。ホール先生には感謝してるわ。彼女がいなければ、誰もザックの身に何がおこったのかわからなかった。私は、ザックに合った薬を調節するのになぜそんなに時間がかかるのかをたびたび聞いたわ。そのとき、彼女はいつも私たちの話をよく聞いてくれたし、彼女が間違ったときには誤ってくれたわ。彼女は、トゥレット症候群の薬をみつけるのは試行錯誤、でもそれは改善のための試行錯誤でなければならないし、多くの忍耐も必要なのよと説明してくれたわ」

「そうなのよ。トゥレット症候群のことを知れば知るほど、いろいろな行動をカテゴリーに分けることが難しいのがわかるのよ。マイクの肩のことを覚えてるでしょ。私はそれをチックと呼んでいたわ。ホール先生も大抵の人はそれをチックと呼んでると言ってたわ。実際、ホール先生も時々、それをそう呼んでいたわ。でも、本当は、それはチックというより、強迫というべきだったかもしれないわ。少なくとも私はそうだったと思っているの。というのは、プロザックを使い始めたらよくなったでしょ。プロザックは強迫症に効く薬だと考えられているのよ。多くの医者は、チックばかりをなくそうとするから、ハロドールやオーラップやプロリキシンを使うんだと思うわ」

「そうね。かなり混乱してるわね」

「もちろん、一つの薬が効いたのかどうかわからないけど、ホール先生が指摘したように、ちょうど一つのチックが出たり消えたりするように、とにかく肩のことも軽くなったでしょ。本当に混乱してるのよ。時々、私は、ホール先生と同じ仕事でなくてよかったと思うわ。でも、我々みんながトゥレット症候群の標準的な治療法を勉強しなければいけないと思うわ」

＊　＊　＊

トゥレット症候群にたいする効果的な治療法は、一九六一年、ハロペリドールがこの病気に特異的に有効であるということが発見されるまで、知られていませんでした。この発見以前には、心理療法やショック療法、ロボトミーさらには悪魔よけまでが行なわれていました。初期の文献には様々な心理療法が有効だったという報告が散見されます。後から考えてみると、そのような結果は、この病気の大きな特徴である周期的な軽快と関係していた可能性があります。重症例や汚言症の存在が、分析好きな治療者に――しばしば想像的に――トゥレット症候群の原因に関する理論づけを促しましたが、長期にわたる症状の寛解に関しては説明できませんでした。軽い症例、特に汚言症を伴わない例がトゥレット症候群と診断されることは稀でした。このような不幸な子どもや大人は、今日でもよくみられるように、単に『神経質』で片付けられてしまいました。いろいろな形の肉体的または精神的な罰を用いた、常識的な対処法はことごとく成功せず、医学論文の中でも推奨されませんでした。

ハロペリドールの効果の発見は、トゥレット症候群の治療にたいする全く新しい、また、はるかに効果的な治療法の機会をもたらしました。すなわち、ハロペリドールによる治療の出現は、治療する者に希望をあたえ、間接的に、この複雑な病気の病理や原因の新しい研究を刺激しました。十年間、ハロペリドールはトゥレット症候群の唯一の治療薬として君臨しました。しかし、それはまもなく副作用の少ない新薬の挑戦を受けました。今日使われている個々の薬（表2参照）について考える前に、まず、トゥレット症候群の治療に使う薬の使用法に関するガイドラインについて考えてみましょう。

第一に、トゥレット症候群という診断は、必ずしも薬が必要だということを意味するものではありません。むしろ、個々の症例で注意深く検討されるべきです。トゥレット症候群は、わずかなチックだけの軽症のものから、暴力的運動、大きな声、汚言症などを含む重症なものまで、広い範囲にわたっています。幸いにも、大抵は軽症であり、重症のものは比較的稀です。

第二に、症状が患者に与える影響が個々で非常に異なっています。ある症状がある患者にとっては大きな障害になりますが、他の患者にはさしたる問題とならないこともあります。

第三に、患者のなかには、薬の副作用が非常に気になって、症状を我慢する方がいいと考える者もいます。しかし、この決定は、薬を使ってみてからする方がよいと思います。薬を使う前に、患者と医者はどの症状を治療の目標にするかを話し合うべきでしょう。

例えば、チックの問題は強迫症状や注意欠陥・多動症状によって影がうすくなります。また、トゥレット症候群を完治させる薬がないことも理解すべきです。どんな薬も症状を軽快させるだけです。しかも大抵、治療には何年もかかります。

ハロドール（ハロペリドール）は、トゥレット症候群のチックを抑える薬として最初に発見されました。そして、今でも最も多く使われています。

ハロドールは、向精神薬の一つであり、メイジャー・トランキライザーまたは抗精神病薬とも呼ばれています。しかし、その基本構造において、ハロドールは、ブチロフェノンであり、基本的にフェノチアジンとして知られている向精神薬の群とは違っています。

フェノチアジンは一九五〇年代の初期に発見され、精神医学の歴史上大きな役割を果たしました。この薬の発見以前には、精神症状に特異的に効く薬はありませんでした。唯一鎮静薬が患者に鎮静効果をもたらしました。しかし、幻覚、妄想および興奮にはほとんど作用しませんでした。一九五〇年、トラジン（クロールプロマジン）の出現により、精神病患者の治療は根本的に変化しました。拘束衣による強制的抑制は、稀になり、長期間入院していた慢性患者は病院から退院できました。いったん、トラジンの有用性が認識されると、科学者は、その分子の一部を系統的に変えることによって、さらによい薬をつくりました。このような努力は、今日普通に使われているステラジン（トリフルオペラジン）、メラリル（チオリダジン）、コムパジン（プロクロルペラジン）、プロリキシン（フルフェナジン）のような多くのフェノチアジン系の薬を生み出しました。これらの中で、ただ一

表２　トゥレット症候群の治療薬

商品名（一般名）	適　応	開始量（1日量）	常用量（1日量）	剤　形
ハロドール（ハロペリドール）	チック障害	0.25-0.5mg	1-7mg	錠（0.5, 1, 2, 5, 10mg）；錠剤は分割可能，液（濃縮）：2mg/cc
オーラップ（ピモジド）	チック障害	0.5-1mg	2-14mg	錠（2mg）；錠剤は分割容易
プロリキシン（フルフェナジン）	チック障害	0.5-1mg	1-10mg	錠（1, 2.5, 5, 10mg）；錠剤は分割困難
ナバン（チオチキセン）	チック障害	1mg	2-15mg	カプセル（1, 2, 5, 10mg）液（濃縮）：5mg/cc
カタプレス（クロニジン）	チック障害，ADHD，その他の行動障害	0.025-0.1mg	0.1-0.6mg（分割使用）	錠（0.1, 0.2, 0.3mg）；錠剤は分割可能
カタプレス-貼付剤	チック障害，ADHD，その他の行動障害	TTS-1（0.1mg/日）	TTS-1-TTS-3 1日2回	テープ貼付剤（TTS-1, TTS-2, TTS-3）；同時に2箇所以上の貼付可．分割可
クロノピン（クロナゼパム）	チック障害	0.25-0.5mg	0.75-6mg（分割使用）	錠（0.5, 1, 2mg）；錠剤は分剤可能
アナフラニール（クロミプラミン）	OCD，うつ病	25-50mg	50-250mg	カプセル（25, 50, 75mg）
プロザック（フルオキセチン）	OCD，うつ病	5-10mg	10-80mg	カプセル（10, 20mg），液（4mg/ml）
ゾロフト（サートラリン）	OCD，うつ病	25mg	50-300mg	錠（50, 100mg）；分割溝あり
パキシル（パロキセチン）	OCD，うつ病	10mg	20-50mg	錠（20mg）；分割溝あり
リタリン（メチルフェニデート）	ADHD	5mg	10-60mg	錠（5, 10, 20mg），徐放剤（20mg）
サイレート（ペモリン）	ADHD	18.75-37.5mg	37.5-150mg	錠（18.75, 37.5, 75mg），くだける錠剤（37.5mg）
デキセドリン（デキストロアンフェタミン）	ADHD	5mg	10-40mg	錠（5mg），徐放剤カプセル（5, 10, 15mg），液（5mg/5ml）
トフラニール（イミプラミン）	ADHD，うつ病	10-50mg	50-300mg	錠（10, 25, 50mg），カプセル（75, 100, 125, 150mg）
ノルプラミン（デシプラミン）	ADHD，うつ病	10-50mg	50-300mg	錠（10, 25, 50, 75, 100, 150mg）
ウェルブトリン（ブプロピオン）	ADHD，うつ病	50-100mg	100-300mg	錠（75, 100mg）；錠剤は分割困難

つプロリキシンがしばしばトゥレット症候群の治療に使われてきました。

また、このような経験をとおして、エラビル（アミトリプチリン）、トフラニール（イミプラミン）、アナフラニール（クロミプラミン）のような多くの三環系抗うつ薬が発見され、うつ病は治療可能な病気となりました。

ブチロフェノンは、元来、デメロール（メペリジン）と関係した潜在的にモルヒネ様の鎮痛薬の一種として合成されました。鎮痛薬としての効果はありませんでしたが、薬理学的実験過程で、フェノチアジンと同様の効果が発見されました。臨床実験が一九五八年に行なわれました。それから、多くの誘導体に同様の向精神作用が検証されました。そのなかで、ハロドールは最も広く知られており、使われています。一九五〇年代の後期および一九六〇年代の前期に躁、統合失調症、急性せん妄のような重大な精神病にたいして、その薬の効果が研究されました。それは、従来のメイジャー・トランキライザーによくみられる副作用である血圧低下が少ないという点で、特に老人患者に有効でした。

一九六一年の初め、トゥレット症候群の一例がハロドール（治験薬名はR1625として知られていた）の治療に反応したことが報告されました。その後、この結果は追試・確認されました。一九六〇年代の終わりまでに、トゥレット症候群にたいするこの薬のユニークな効果がほぼ理解されました。ほんの十年前まで、トランキライザーを含む様々な薬の検討では、薬物療法がこの病気には無効だという結果でした。ハロドールのトゥレット症候群にたいする効果はその鎮静効果や向精神効果によるものではないことが明らかになりました。ハロドールは潜在的にドーパミンをブロックする薬であることから、トゥレット症候群の原因がドーパミンに関係することが推測され、新しい研究の道が開かれました。

ハロドールは、この病気の約八〇％の患者で、チックを抑えるのに効果的だということがわかりました。しかし、改善の程度は非常に様々です。そして、それ以上に重要なのは、薬の副作用によってその使用が制限されてしまうことです。

ハロドールは、生物学的半減期——血中から排泄されて半分の量になるまでにかかる時間——が一五時間から二五時間です。半減期は薬によって異なり、肉体的、代謝的要因によっても違います。薬の排泄率が個々に違うということは、理想的な量を維持するためには患者ごとに計画をたてなければならないということです。注射薬および液状の内服薬もありますが、通常錠剤の内服薬が使われます。常用量を毎日使うことによって、四、五日で血中の維持量に達します（一日の摂取量と排泄量が均衡する）。このために、特別の場合を除いて、五日から一週間は投与量を変えないのが重要です。最初の、あるいは変更した処方の効果の判定は、五日から七日間飲ませてからするのが適切です。その患者にとって、どのくらいの量が適切かを予測する方法はないので、普通、一日〇・二五㎎～〇・五〇㎎から始め、ゆっくりと増量し、最少の副作用で最大の効果をあげるまで増量します。大抵の患者は低用量でよくなります（一日一mg〜七mg）。一日量を一五mg以上に増量するのはほとんど意味がありません。

ハロドールは主として、トゥレット症候群のもっとも顕著な症状である運動および音声チックに作用します。強迫症状や注意欠陥・多動症状にはほとんど効果がありません。使用に際しての最大の問題は、その効果を相殺してしまう様々な副作用です。そのために、使用の初期段階から代替療法を探すことになってしまうこともあります。

大抵の患者は少量には耐えられると思いますが、有効量になると病気そのものよりも副作用のために支障をきたすことがあります。副作用の一般的なものは、疲労感、眠気、あるいは『空虚感』です。このような感じは、時の経過とともになくなっていきます（数週から数カ月）。また、薬を寝る前に飲むことによって、このような副作用を軽くすることができます。

アカシジアは制御不能な体が落ち着かない感じです（ギリシャ語で座っていられないという意味）。それは、しばしばハロドールの副作用として出現します。患者は、いつも動いたり、歩いたり、体を動かしたりあるいは手足を動かさずにはいられず、不快感を感じます。アカシジアはイライラや不眠や、極端な場合には自殺までひきおこすことがあります。このような症状の出現は用量依存的であり、減量によって、問題を少なくすることができます。また、これらの副作用は本来パーキンソン病（第五章参照）の治療のために使われる抗コリン薬であるコジェンチン（ベンズトロピン）、アーテン（トリヘキシフェニジル）を追加することでも抑制できます。インデラル（プロプラノロール）やバリウム（ジアゼパム）もアカシジアに有効です。しかし、バリウムは潜在的に依存性があります。

アカシジアは、病気本来の症状の増悪と誤解されます。ハロドールによる治療開始時や増量時における症状の出現は、それが副作用である証明になります。しかし、アカシジアは自然によくなったり悪くなったりすることがあるので、その発生原因については、まだ不明の点もあります。時々、アカシジア自身がチックを増強することもあります。このような悪循環が成立すると、チックを軽減させるためにハロドールを増量する過程で、悪化の原因が『治療』によるものだとは気が付きません。この悪循環は、ハロドールを中止したり、減量することによって断ち切られます。

急性ジストニア、すなわち比較的ゆっくりとした筋の動き、通常上半身、時には上腕や首にみられる捻るような運動の発症は、患者を悩ます副作用の一つです。そのような副作用が、トゥレット症候群の患者に使われるような低用量でみられることは稀ですが、眼球上転発作がおこることがあります。これは眼球が上転し、体全体が硬直するのです。眼球上転発作、および、より軽度でより普通にみられる急性ジストニアは、通常ベナドリルのような抗ヒスタミン薬と同様、コジェンチンやアーテンのような抗コリン薬で軽快します。

うつはわずかですが、ハロドールでみられる副作用の一つです。またこれは、しばしば見過ごされがちです。子どもの場合、うつは不登校や問題行動の形をとることがあります。青年の場合には、社会的引きこもりや意欲の低下あるいは反社会的行動となってあらわれることがあります。成人の場合でさえ、その『落ち込み』あるいは不安感を薬とは結び付けないで、他に原因を求めることがあります。この副作用は通常減量によって寛解します。稀には、ハロドールの中止あるいは抗うつ薬の併用が必要になり、数週間抗うつ薬を使うことがあります。

アキネジア（ギリシャ語で運動の欠如）、しばしば述べてきたようにハロドールの副作用は、空虚感や倦怠感であり、単なる眠気とは違っています。それは筋肉や関節の痛みを伴っています。アキネジアは、うつとしばしば間違われますし、また、その逆もあります。これは抗コリン薬（コジェンチンやアーテン）の使用により軽快します。また、この副作用は時間とともに消失または減弱します。

パーキンソン症候群またはパーキンソン症状では、剛性、振戦、すくみ足、マスク様顔貌がみられます。このような副作用は、普通、大量のハロドールの使用でみられます。軽い症状は低用量でもみられます。例えば、複視は眼筋の剛性のために生じます。抗コリン薬がこれらの症状に有効です。

遅発性ジスキネジアは、不随意運動がみられる状態です。通常、ハロドールや他の向精神薬の治療に伴って、顔面、口唇、舌にあらわれます。トゥレット症候群の患者にみられることは稀です。多分使われるのが少量だからでしょう。それにもかかわらず注意しなければなければならないのは、この変化は半永久的になる可能性があるからです。遅発性ジスキネジアの動きは、あまり経験のない者には、チックの増悪と間違われることがあります。しかし、この動きは、チックよりも幾分緩やかで、より規則的です。これが見られた時には、すぐにハロドールが中止されるべきであり、患者には今後この薬および類似薬を使わないように注意すべきです。

認知の鈍化、患者は思考過程がゆっくりでしかもスムースに進まないと訴えますが、これもハロドールによっておこります。この副作用には反論もあります。それはうつやアキネジアあるいは別の原因によるものかもしれないという考え方です。

ハロドールは口喝、吃音、光線過敏症、便秘、体重増加、月経不順、性欲低下もひきおこします。最後の副作用は通常、時とともに軽快しますが、多くの患者に薬による治療を中止させる原因にもなっています。

ハロドールには、他にも多くの稀な副作用が報告されています。このように、この薬の使用法は非常に難しいのです。従って、よい結果を得るには、経験を積んだ医者の綿密な監視が必要です。とはいっても、ハロドールは大多数のチックの治療に有効ですし、実際に問題となるような副作用は多くはありません。

オーラップ（ピモジド）、ハロドールに非常に似ている薬で、ジフェニルブチルピペリジンです。これは米国食品医薬品局からトゥレット症候群の治療薬として認可された唯一の薬品です。他の国々では、一般の抗精神病薬として使われています。効果も副作用もハロドールに似ていますが、幾分力価が低く、若干多くの量を必要とします。オーラップはハロドールよりも患者に受け入れられやすい傾向にあります。というのは、特に鎮静作用が少ないからです。治療はハロドールと同様に、最初一日〇・五mg〜一mgから開始します。オーラップはハロドールより半減期が長いので、増量する間隔は長くしなければなりません。一週間単位の増減が適切です。大量のオーラップは心臓に影響します。したがって、〇・二mg／kgまたは一日の総量が一〇mg以上の使用はすすめられません。またオーラップは、第二選択薬（別の向精神薬が無効の場合）としての使用がすすめられてきました。しかし、この薬は、その有効性と副作用の少なさからよく使われています。そして実際には、その治療結果がよいので、多くのトゥレット症候群の治療経験をもつ医者が、第一選択薬としてオーラップを使用し、しかも必要に応じて、高用量を使用しています。

　プロリキシン（フルフェナジン）は、フェノチアジン系の向精神薬です。フェノチアジン系の薬の多くはトゥレット症候群にたいして無効であることがわかってきましたし、プロリキシンがハロドールやオーラップに匹敵するほどの効果があることを示す報告はほとんどありません。しかし、ハロドールの副作用に耐えられない患者でも、プロリキシンではほとんど副作用がなく、しかも比較的よく反応することがあるので、トゥレット症候群の治療にはときどき使われます。プロリキシンの主な副作用は――鎮静、アカシジア、うつ、ジストニア、アキネジア、遅発性ジスキネジアであり――ハロドールやオーラップのそれと同様ですが、頻度や程度が軽い傾向にあります。ハロドールと同様、適用量が患者ごとに違っています。また、治療目的の症状が消えたり、耐えがたい副作用がでるまでは、ゆっくりとした（週単位）増量がよいでしょう。治療は普通、一日〇・五mg～一mgから始められます。プロリキシンは長時間作用型の注射薬ですが、トゥレット症候群の治療には錠剤が多く使われます。

ナーベン（チオチキセン）はこの病気の治療にあまり使われませんが、有効例も報告されています。治療は一日一mgから始められます。副作用はハロドール、オーラップ、プロリキシンと同様です。

トゥレット症候群の治療に広く使われている薬の中で、全く系統の違った薬は、カタプレス（クロニジン）です。この薬は、一九六〇年代から降圧薬として使われてきました。その薬がどのようにトゥレット症候群の運動チックおよび音声チックに作用するのかは、完全にはわかっていません。基本的には、脳におけるノルエピネフリンの代謝を低下させることによって、作用すると考えられています。有効性の根拠には、幾分議論がありますが、多くの医者や患者はそれが有効だと思っています。特に注意欠陥障害、多動症およびそれに類する問題行動に関してはそう考えられています。この薬は非常に少量（一日〇・〇二五～〇・〇五mg）から始めます。それには、錠剤を半分あるいは四分の一に分ける必要があります。最初の数日は、眠気を伴いがちなので、夕方だけの内服から始めるのが便利です。最初に経験する眠気が去れば、昼間の使用も可能になります。半減期が短いので、約四時間々隔で三回から四回（一回〇・〇二五〜〇・二㎎）の内服が必要です。副作用は比較的軽いものです。すなわち、眠気、疲労、口渇、頭痛、イライラ感がみられます。患者の中には、薬がきれたときにイライラ感の増加と血中濃度が高くなったときに眠気を訴える人もいます。

カタプレスには、貼付する形のものもあります（Catapres-TTS）。それは腕や胸部に貼って使用します。パッチには薬がついていて、皮膚を通して、ゆっくりと、安定して吸収され、血中に入ります。一枚のパッチは一週間効果があるように作られています。この投与方法は非常に有効です。安定した適切な血中濃度が保たれ、しかも日に何回も飲まなければならない煩わしさから解放されるのです。パッチは上着の下に使用されるので、見られることもありません。活動的な子どもたちでは、パッチがすぐに剥がれてしまうので、ときどき、貼り足さなければなりません。パッチを貼る前に皮膚をアルコールで拭くことにより、パッチの付きをよくできます。皮疹やかぶれはかなり高率にみられます。かぶれが軽い時には、パッチの下にアロエ・ローションやマーロックス・リキッドを塗るといいことがあります。

どちらの剤形のカタプレスにしても、この薬の効果は通常ドラマチックなものではなく、使い続けることによってあらわれる、蓄積効果です。科学的に証明されてはいませんが、私たちの印象では、この薬は、成人より小児にいっそう効果的であるように感じられます。これが効を奏すると、しだいにチック、多動、イライラが少なくなります。子どもたちは、リラックスし、協調できるようになり、物事に集中できます。最もよいのは、これが遅発性ジスキネジアのような危険な副作用をおこさないということです。このような理由から、私たちは他の薬を使う前にカタプレスを試用することをお薦めします。

クロノピン（クロナゼパム）はバリウム（ジアゼパム）、リブリウム（クロールジアゼポキシド）、ザナックス（アルプラゾラム）のようなマイナー・トランキライザーといわれる抗てんかん薬です。それは、トゥレット症候群を含む様々な形の運動障害を抑える効果があることがわかりました。クロノピンは、単独で、軽いチックに有効です。また、ハロドールやオーラップのような他の薬と併用されることもあります。使用量は、通常、一日一回または二回（〇・二五㎎〜〇・五㎎）から開始して、徐々に増量していきます。副作用は、鎮静、めまい、うつなどです。多くの患者では、この薬を中止するといろいろな問題や焦燥感が生じます。また、急激に中止すると異常なイライラを感じます。

心疾患や高血圧症の治療に使われる一連のカルシウム・チャネル・ブロッカーは、チックに有効なことが報告されています。しかし、その使用に関してはまだ議論のあるところです。

併発症として、強迫性障害のある患者では、抗うつ薬のアナフラニール（クロミプラミン）が有効であることがわかっています。それはしばしば問題となる鎮静効果を避けるため、就眠時に使われます。薬の効果が完全にあらわれるには、数週間かかります。消化器障害や鎮静効果以外の副作用には、口渇、めまい、ふるえ、多汗症、性機能障害があります。アナフラニールは通常、一日二五mg〜五〇mgから開始され、ゆっくりと増量し、最高一日二五〇mgまで使用されます。

プロザック（フルオキセチン）は、比較的新しい抗うつ薬で、トゥレット症候群に伴う強迫性障害の治療にも効果があります。副作用は通常軽く、アナフラニールのそれとは違っています。アナフラニールが鎮静効果をもたらすのに対し、プロザックはしばしば反対の効果、すなわち、患者をより活動的にまたあるときにはイライラさせたり、不安感を引きおこします。副作用がでやすい患者の場合には、一日五mgの低用量から開始します。強迫性障害の有効量は、一日最低一〇mgから最高八〇mgです。プロザックは一〇mgと二〇mgのカプセルか液剤です。アナフラニールとプロザックはともにセロトニンの再吸収阻害薬です（第五章参照）。

ゾロフト（サートラリン）は新しいセロトニンの再吸収阻害薬です。ゾロフトの強迫性障害に対する効果はプロザックやアナフラニールのようにまだ完全には評価されていません。しかし、副作用がほとんどなく、気分を安定化する作用があります。

パキシル（パロキセチン）は、執筆時における、最新のセロトニン再吸収阻害薬です。それはゾロフトやプロザックに非常に近いものですが、セロトニンの再吸収阻害作用がより特異的です。すなわち、理論的には、鎮静作用を生ずる可能性が低いことになります。プロザックやゾロフトと同様に、それは神経過敏や不眠や嘔気を生じます。初期の経験からすると、強迫性障害にたいして、少なくともアナフラニールやプロザックと同等の効果があります。セロトニン再吸収阻害薬がどのような患者にたいしても他の薬よりも効果があると正確に予測することは不可能です。これら三つの薬に反応しない患者でも第四の薬に反応することがあります。治療開始時に副作用を予測することはできません。

注意欠陥・多動性障害の治療には多くの難しい問題があります。非常に重症の場合には、通常リタリン（メチルフェニデート）、デキセドリン（デキストロアンフェタミン）、サイレート（ペモリン）のような精神刺激薬による治療がよいでしょう。しかし、これらの薬はチックを誘発することが知られています。特にチックの発生が予想されるような患者（例えば、チックの家族がいる）の場合にはなおさらです。精神刺激薬が実際にトゥレット症候群を引きおこすという証拠はありませんが、それらがチック発症の引き金になったり、すでに存在するチックを悪化させることがあります。したがって、トゥレット症候群と注意欠陥・多動性障害（トゥレット症候群の家族がいる）をもっている患者の場合には、可能なら精神刺激薬の使用を避けるのがいいでしょう。カタプレス、トフラニール（イミプラミン）、ノルプラミン（デシプラミン）、ウェルブトリン（ブプロピオン）およびプロザック（フルオキセチン）のようなセロトニン再吸収阻害薬を試してみるのは価値があることです。これらの薬は、精神刺激薬ほど有効ではなくても、チックの増悪がなく、注意欠陥・多動性障害を軽快させる可能性があります。

もし注意欠陥・多動性障害が他の薬で軽快できない場合には、精神刺激薬を試してみるのがいいでしょう。最近の研究では、特に低用量では、これらの薬はチックを増悪させないという結果がでています。実際、リタリン、デキセドリン、サイレートは多くの子どもたちの行動や学業に大きな影響を与えています。もし注意深く監視されるならば、トゥレット症候群の子どもにたいしても使用してもよいと考えます。

もう一つの特別な薬を必要とする問題行動は、気分の爆発です。これは治療に難渋します。そして、適切な薬がみつかるまでに、多くの試行錯誤が必要です。いろいろ異なった薬理作用をもつ薬の中から選択するのがよいでしょう。これらの薬の中には、インデラル（プロプラノロール）、テグレトール（カルバマゼピン）、ブスパール（ブスピローネ）およびリチウムあるいは抗うつ薬があります。

多くの他の薬、メイジャーおよびマイナー・トランキライザー、抗けいれん薬、オピアト、オピアト拮抗薬、ニコチン、抗うつ薬などがトゥレット症候群の治療に試用されます。これらのあるものは限られた患者にだけ有効です。またあるものは、有効性が証明されておらず、今後の研究が必要です。

今日使われている薬は、それぞれその作用と同時に副作用をもっています。より有効で、より副作用の少ない治療法の検討が続けられています。

薬が利かないことや副作用に何年もイライラしてきた患者や家族は、食餌療法やそれに類する代替療法へと向かいます。これらの治療の有効性に関しては、科学的な試験がほとんどなされていません。それにもかかわらず、食餌療法や栄養補給療法の成功の報告が続いています。トゥレット協会は、ある方法が別の方法と比べて優れているという結果がでるかもしれないという希望をもって、これらの報告のデータを科学的に分析する試みをしてきました。一概にはいえませんが、代替療法は、簡単に捨て去るべきものではありません。多くの場合、それらは少なくとも害があるものではありません。そして、患者がそれが効くと信じて疑わない場合には、理由の如何を問わず、それは症状を幾分軽減するものです。

化学的方法に加えて、いろいろな心理療法が、トゥレット症候群に有効です。行動療法は、強迫性障害に有効であることが示されています。行動療法は注意欠陥・多動性障害の子どもたちにとって、学校や家庭で重要となります。また、きめ細かに計画された行動療法は、大人の注意欠陥・多動性障害に有効です。チックにたいする行動療法の成功例の報告はほとんどありません。私たちの経験ではその効果は疑わしいものです。

心理療法は病気に関連したいろいろな問題を調整するのに、極めて有効です。また、グループ療法は、トゥレット症候群の患者および家族を支援し、勇気をあたえます。家族および個別の心理療法もまた非常に有効です。治療のゴールは明確です。すなわち、トゥレット症候群は完治できません。しかし、この慢性的障害にたいする感情反応が修正され、共生する術を獲得することは必要です。軽い症状であっても、その人生にたいする影響は、過少評価されるべきでありません。

最近、重症で難治性のトゥレット症候群に外科的治療の成功例が報告されています。しかし、不幸にも、失敗例の方が多いようです。患者の中には、大きな障害を受けた者もいます。外科的技術は進歩してきており、重症で制御できない強迫性障害の最後の砦とも考えられています。しかし、まだ、チックには適応できていません。

第十二章
歴史に登場するトゥレット症候群

大きな問題もなく、様々なチック症状の波を超えて、ほぼ三年が過ぎた。マイクは極端に真面目な学生ではなかったが、平均点よりは少しよい成績をとり、徐々にクラスの人気者にもなった。時々、彼はまだチックに悩まされていた。けれど、彼の友人はもうほとんどそのことを気にしていなかった。その春、彼はトゥレット症候群に関するレポートを準備し、クラスで発表した。彼はそれを一生懸命作り、しかもそれが級友からも教師からも好感をもって受け入れられたことを嬉しく思った。

六月はロックマン家にとって、行事の多い月である。サラは四十歳の、マイクは十三歳の誕生日を祝った。メリッサはノースウェスタン大学に行っていたが、夏に休暇をとって帰宅した。

その中で、マイクが最も興奮したのは、六月一七日に放映されることになっていたトゥレット症候群のテレビショーだった。『What's New』という名のそのテレビショーは、地方局で製作される週一回のトーク番組だった。それは三週間前に録画された。マイクも五人のトゥレット症候群の患者の一人として、その番組に参加した。ジョン、ハービー、エリオットとホール先生、それにその時が初対面のトゥレット症候群の女性や行動療法士と一緒に参加した。マイクは、そういう場所で話すには自分が神経質すぎるのではないかと心配だった。けれどいったんショーの録画が始まると、その不安は完全な杞憂だった。彼は非常に気分がよく、他人が話している時でさえ、自分の言いたいことを抑えるのがやっとだった。エマは、家族の者と一緒に聞き役にまわり、彼のテレビ出演をからかった。彼は彼女の言葉を無視した。そして、自分ではニュースキャスターや天気予報官のようにかなりうまくできたと密かに思った。

一七日の夕方、トゥレット協会の支部の会員が集まってそのテレビショーを見て、その後バーベキューパーティーをする計画を立てた。それはホール先生の家、すなわち、ダーク先生のお宅で行なわれた。彼らは一年前に結婚していたのだ。会員の多くがホール先生に診てもらっていた。そして、彼女の夫に会うのを楽しみにしていた。マイクは非常に緊張していた。彼はダーク先生を知っているだけでなく、二人を結びつけた張本人だという責任を感じていた。というのは、彼らが初めて出会ったのは、例の彼の肩の一件だったからである。もちろん、最初、マイクはダーク先生が嫌いだった。けれど、マイクの肩が治るにつれ、ダーク先生はトゥレット症候群に興味を持ち始めた。彼は、ホール先生からいろいろな情報を得たようだった。長い時間をかけて、マイクにトゥレット症候群の症状を質問した。そして、彼が最初マイクやトムの言葉を信じなかったことを謝った。

ロックマン一家は、少し早めにパーティー会場に着いた。サラはパーティーの準備を手伝う約束をしていた。マイクは冷凍クッキーミックスで作った沢山のクッキーを持っていった。それは、持っていく途中で粉々になってしまっていたが、みんなおいしいと言ってくれた。やがてホール先生とダーク先生があらわれて、心のこもった挨拶をした。それから、ダーク先生の娘のアリシアを紹介した。彼女はマイクとほぼ同年代で、やや黒味がかった茶色の美しく長い髪をしていた。マイクは、それまで女の子に特別興味をもったことはなかったが、彼女は今まで見た中で一番かわいい子だと思った。みんなはこの日のために借りた大型スクリーンのテレビを見るために家の中に入った。

数分後、エレンが食べ物をもってやって来た。けれど、彼女の夫やザックはいなかった。みんなはザックがいろいろな問題をもっているのを知っていた。彼は、普通校へ戻れなかった。彼のチックは必ずしもひどくはなかったが、彼自身と彼の周囲を困らせる唾吐きや汚言があった。彼は再び引きこもり、世をすねていた。両親に逆らい、援助されることを拒み、セラピストに会うことも拒んでいた。彼はエレンがトゥレット協会の支部に参加することにも反対していた。事態はさらに悪化しているようにみえた。ホール先生はトムソン夫妻に地域の学校への通学を考えるようにアドバイスした。エレンはサラに今日もザックがパーティーに出るのを嫌がり、両親が出席するのも嫌がったことを話した。『What's New』の話をすると、彼は壁の穴にパンチし、テレビの画面を蹴った。父親が彼を落ち着かせ、一緒に家に留まることにした。マイクがザックに会ってから、ほぼ一年が経った。彼らは夏のコンピューターキャンプの後、しばらく仲がよかった。けれど、その後ザックが喧嘩をしかけたり、マイクを避けるようになった。そして、サラの願いにもかかわらず、マイクは彼を友達とはみなせなくなっていた。

間もなく、他の仲間たちもやってくる時間だった。古くからの仲間だけでなく、文部の新しい多くの仲間たちがいた。マイクはかなり神経質になりはじめていた。テレビ局で何を言ったのか忘れてしまった。どんな顔をしてテレビを見たらよいのだろうか。髪がきれいに見えるかどうか心配だった。アリシアの前で恥ずかしい思いをするのは嫌だった。ジョンと彼の両親が着く頃には、マイクは興奮し幾分気持が不安定になっていた。ジョンも気分が高揚しているようだった。彼とマイクはテレビの前に陣取った。そこに座って、それから、文字通り床の上を回転し始めた。さらに、意味も無く笑ったり、大きな声をだした。少し迷惑だったが、誰もテレビショーが始まるまでは気にかけていないようにみえた。しばらくすると、みんなが「シー」と言った。ジョンはおき上がり、体を前に傾けて、素早く四回テレビをタップした。それから、静かになった。

テレビショーは、まずホストのピーター・パーカーによるトゥレット症候群の説明から始まった。

それからエリオットを紹介した。エリオットは重症だったが、彼のチックはカメラの前では幾分抑えられていた。パーカーは、エリオットが出す音声チックについて冗談を言っていた。彼は視聴者にエリオットの出す音声チックが届くかどうか心配していた。ホール先生が登場した。彼女はトゥレット症候群の原因と薬による治療について、手短に話した。その後、コマーシャルが入った。コマーシャルの間に、エリオットは耳をつんざくような叫び声をだした。パーカーは番組が再会された時、彼に「いつも出る声は、あれよりすごいんですか？」と聞いた。けれど、この場面は放送されなかったので、視聴者には何事も無かったかのように映った。エレンは、エリオットとホール先生の話し振りを誉めた。マイクとジョンはまた騒ぎはじめた。ジョンは手を伸ばして、テレビを四回タップした――それから、再びそれを繰り返した。ハービーと彼の長年のガールフレンドのジェニーは、コマーシャルが終わった頃、走ってやってきた。「ハービーらしいな、いつもなんとか間に合うんだから」とジョンは言った。トムは、部屋の後ろに立ってテレビと息子とを見つめながら、数年前の野球観戦のことを思い出していた。その時、アービンさんが初めて彼にハービーの強迫性障害について説明してくれた。ハービーは現在ボストン大学の医学進学過程で学んでいる。ジェニーも同じ大学で経済学を学んでいる。トムはハービーがなんとかうまくやっているが、ときどき、ジェニーが彼の教科書を読み聞かせてやっているという話を聞いていた。強迫性障害はかなりコントロールされていた。けれど、まだかなりゆっくりとしか読めなかった。彼とジェニーは『What's

New』の放送に合わせて、この夏帰省した。トムはジェニーは何て素晴らしい女性なんだろうと思った。マイクとジョンはまたばか騒ぎをしていた。そして、パーカーが再度画面に登場すると、静かになった。

ニナ・ノブルという若い女性が登場した。彼女は、最近トゥレット症候群と診断されたということだった。彼女は今までどこが悪いのかわからずに、学校生活で苦労してきた経験を話した。様々な問題を抱えていたにもかかわらず、彼女は看護学校に行き、トゥレット症候群のことを勉強したとき、すぐに自分がその病気であるのがわかった。けれど、この時点で、彼女の症状は、かなり軽くなっていた。そこで、薬を飲まずに行動療法を受け始めたということだった。行動療法のことは番組の次の場面で説明があった。その場面に登場したコスロ博士によると、この方法はチックを治すことには効かないが、強迫症状には有効だと説明した。実際、ニナの治療の主眼は強迫症状に向けられた。というのは、彼女を最も苦しめたのはチックよりも強迫症状だったからである。「僕もその治療を始めたんだ」ジョンはマイクに囁いた。

「どんなことをするんだい?」

「ただ、自分の強迫症状について話すだけだよ。すると先生がそれを止める手助けをしてくれるんだ。彼はすばらしいよ。でもうまくいくかどうかはわからない。だって、まだ一度やっただけなんだ。彼は僕にそれを家でもやるように言ったんだけど、まだ、実際にはやってないんだ。これからは学校から帰ってから一生懸命やろうと思うんだ」そう言いながら、彼はまた素早く四回テレビをタップした。

パーカーは、エリオットのギター演奏について紹介した。彼は、不思議なことに、エリオットのチックはギターを弾いているときには止まってしまうのだと説明した。さらに「視聴者の方が、コマーシャルの間に彼が出した叫び声を聞いていたら、そのギャップにもっと驚かれることでしょう」と付け加えた。彼は、エリオットを少し協調性のない子どもとしてみているようだった。短く「きゃん」という声を出し首振りをして、エリオットは演奏を始めた。彼の演奏はすばらしかった。そして、予想されたように、演奏中チックは出なかった。

再びコマーシャルのために番組が中断された。我にかえったように、テレビを見ていた部屋中の全員が、エリオットの演奏に拍手した。誰も今まで彼の演奏を聞いたことがなかった。本当にすばらしかった。事実、エリオットは、音楽をとおして成功しつつあった。生活も安定し始めていた。エリオット自身、自分の演奏を楽しんでいるようにみえた。みんな、彼が演奏しているときだけでなく、テレビで自分の姿を見ているときにも、チックがでていないのに気づいた。けれど、テレビの自分の演奏が終わると、たちまち彼は床を踏み鳴らしたり、フーフー言ったり、今までにもまして大きな叫び声をあげた。

ショーも終わりに近づいた頃、マイク、ジョン、ハービーの三人が一緒にインタビューを受けた。

最初、マイクは非常に静かだった。けれど、少しずつディズニー・ワールドへの旅行のことや自分のあだ名が『マイキーマウス』であることなどを話し始めた。さらに、病気の結果生ずる問題の処理の仕方を会得するまでに、学校でおこった様々のトラブルについても話した。本当に、話すのが止められないようだった。ハービーやジョンが一言何か言うと、すぐにそれに追加したり、訂正したりして、話を中断させた。パーカーはジョンとハービーの衝動の内容があまりにも似ていることに大きな関心をもった。「御家族のことや4という数字についてのこだわりはありませんか?」と彼はたずねた。「そんなことはありません。全くありません」とマイクは答えた。

「ところでマイク、なぜ君は自分の衝動的な行動については話さないんですか? 私は君が小さな動物のぬいぐるみをたいそう大切にしているという話を聞いたことがありますが」

「ええ、そういうこともありました。でも、今はそんなことはありません。それは僕がもっと小さかった頃のことです」

トムはサラを突ついて「ほんの一週間前のことなのに」と囁いた。その通りだった。彼らと過ごす時間は多くはなかったが、まだマイクの生活の一部となっていた。そして、トムはそれを仲間というよりは家族のペットと考え始めていた。

この間、マイクはアリシアの反応を確かめるために、ときどき彼女の方を盗み見ていた。彼は『ぬいぐるみ』の話題を恥じていた。少ししゃべり過ぎたと思った。本当に、彼の好奇心は多岐にわたっているのだ。みんなもそれを好ましく思っているようにみえた。拍手が湧き、質問は、そのほとんどが、マイクかエリオットに集中した。それにもかかわらず、彼はテレビを見ながら、顔を赤らめ、これ見よがしに大きな声をだしていた。彼はその部屋にいる人たちに存在感を示したかったのだ。

一時間におよぶショーも終わりに近づいていた。パーカーがトゥレット症候群の極端な面を強調しすぎたという意見もあったが、大方の意見は好意的だった。「彼は、ちょっとやり過ぎだよ」とマイクは言った。誰もそれには反対しなかった。

その後のバーベキュー・パーティーは楽しかった。気持の良い六月の夜だった。泳げるほどの暑さだったが、暑過ぎはしなかった。マイクとジョンはアリシアの前で自分をよくみせようと一生懸命に振舞った。彼女は彼らにそつなく対応したが、特別気にかけている様子はなかった。マイクの両親はマイクがプールに飛び込むのを見て、驚いた。彼が何度も飛び込みは嫌いだと言っているのを聞いていた——水に顔をつけるのさえ嫌っていた。けれど、アリシアがエマの優雅なスワンダイブやジャックナイフダイブを見て感激している様子をみると、彼の態度が変わった。彼にはエマに匹敵するほどの技量はなかったが、日頃から、かなりうまい飛び込みをしているように繕った。それは大変な努力だった。でも、アリシアには他の誰よりもエマのことが印象に残ったようだった。

サラとトムは立ったまま、マイクを見ていた。トムはサラの肩に手をかけた。

「五年前には誰が今日の姿を想像しただろうね？」

「私だって想像しなかったわ」サラは言った。「マリリンにマイクのどこかが悪いんじゃないって言われて、そんなこと聞きたくない、と思ったのを覚えてる？」

「そうだね。その時は、まだその問題に立ち向かう準備ができていなかったんだと思う。でも、我々が辿った道は、それほど悪くはなかったんじゃないか？　君に話すのを忘れていたが、この間、ジョージのところに行ったんだ。彼は今スプリングフィールドの近くに住んでるんだ。とにかく、彼は僕に彼の娘、名前は思い出せないんだが…」

「多分、メアリー・アンかマリアンよ」

「メアリー・アンだと思う。とにかく、彼がいうには、彼女にチックが始まったというんだ。そして、彼は彼女がトゥレット症候群だと確信したというんだ。僕はそのとき彼に結論を急がないように、また、あまり心配しないようにと言ったんだ。僕は彼女がたとえその病気だとしても、まず、彼を安心させようと思ったんだ」

「わかるだろう。たとえ病気でも、悪いことばかりじゃないんだ。僕はマイクがそれとうまくやっているのを誇りに思っている。彼はテレビですばらしかったじゃないか」

「確かにそうだわ。私は子どもたちをどんなに誇りに思っていることか。彼らはそれぞれに違っているわ。メリッサはいつもカッコ良くて、責任感があった。私は、彼女が小さい頃も器用だったのを知っている。エマには根性と頑固さがあって、誰も彼女を止められない。そして、もちろん、マイクも。彼がどんなに内気だったか知ってるでしょう？　でもこうやって、トゥレット症候群が彼の殻を破ってきたように感じるわ。あるいは私たちが彼の満足感を達成させるために精一杯やってきたせいかもしれないけど。とにかく、彼はうまくやってると思うわ」

「そう、彼はうまくやってると思う。本当に自分がしたいことをやってるよ」

⁂

多くの親御さんは、トゥレット症候群のために、子どもたちが幸せで創造的な生活をすることができないと心配しますが、歴史的事実はそういう危惧が必要ないことを示しています。

トゥレット症候群が科学者に興味をもたれるようになると、その病気をもっていたと思われる歴史上の人物を振り返って検討することが行なわれてきました。これは、歴史と医学の両方の知識を必要とし、その考えが事実として証明されようがされまいが、研究自身に価値があります。それは、過去にも社会的に成功したチックの人々がいるのを知って勇気づけられるのと同時に、歴史上の出来事や人物の理解を助けることにもなります。

そのような歴史上の人物の一人は、ローマのクラウデウス王（紀元前一〇年〜紀元五四年）です。

彼は、悪名高いサド的なカリグラ王の後継者であり、おじでした。彼の在位した時代およびその後も、クラウデウスは非常に悪人で、愚鈍で、非常識で、彼の家族にとってはやっかい者的な存在でした。彼の母親が他人に好んで使った侮辱の言葉は『あなたはクラウデウスよりも愚かだわ』でした。奇しくも、彼は紀元四一年親衛隊により、新しい皇帝に選ばれました。彼の母親の意見に賛同するものもいましたが、カリグラの妹で、悪名高いネロの母親である彼の四番目の妻のアグリッピーナに毒殺されるまで、彼は抜け目無く一三年間その地位に留まりました。モール・チゲセンはクラウデウスの時代の多くの人々が彼の行動、特に話し方を奇異に思っていたことを指摘しました。彼は背が高く、魅力的な表情と白髪により、黙っているときには、威厳がありました。しかし、『彼が動いたり、話をすると、それは跡形もなく消えてしまいました』彼の頭は振られ、話し方は、断続的で、不明瞭で、口篭もっており、内容はしばしば早口でわけがわかりませんでした。『言葉は断続的で、チックを伴っていました』彼はまた食べ物をこぼし、唾をはき、怒りの爆発がありました。そういう時の彼の言葉は『下品』で、多分、汚言症が関係していたのでしょう。彼はパピラリアの傾向もあり、同じ言葉の衝動的な反復がありました。

彼は日ごろ非常に寛大で、親切な男だったので、時折見せる、怒りの爆発は、当時の人々には非常に不可解に映りました。チゲセンは、説得力のある表現でトゥレット症候群の人々のことを描きました。すなわち、知的ではあるが病気のためにいつもイライラしています。そして、できるかぎりそれを抑えていて、振りかえってみると、実際に表立って悪いことをしていることなんて半分もありません。でも、トゥレット症候群の患者の多くが、クラウデウスがその当時誤解されたように、周りの人々からいかに誤解されてきたかを示す例はたくさんあります。

デンマークの精神科医のラスムス・フォッグは、最近、モーツアルトはトゥレット症候群だったのではないかという説を発表しました――それは、彼の奇妙な行動と波乱万丈の経歴によります。彼の手紙、特に、従兄弟のベスレへの手紙の中で、多くの汚言があります。彼が使用した言葉は、当時の社会では受け入れられるものだったと説明されましたが、シムキンはモーツアルトの手紙を注意深く分析し、彼の父や妹のそれと比較しました。彼は、多くの汚言を使っただけではなく、無意味な言葉のゲーム、文の鏡像化および音の反復を頻繁に使っていました。端的な例は、一七七七年一一月五日の手紙の中にみられます。

Dearest Coz Fuzz!

I have received reprieved your dear letter telling, selling me that my uncle carbuncle, my aunt can't and you too are very well hell... I am very sorry to heart that Abbot rabbit has had another stroke so soon moon. But I trust that with God's Cod's help it will run down your chin...

このような手紙はたとえ今とは違う時代であっても、奇妙だと考えるのが自然でしょう。これはトゥレット症候群に関係した『頭の体操（メンタルプレー）』のよい例のように思えます。モーツアルトは、当時公表されなかった不謹慎な内容の多くのキャノン（『Frere Jacques』や『Row、Row、Row Your Boat』のような反復する曲）も書きました。そして、それが最近発見されました。

運動チックに関して、当時の人々は、モーツアルトのことを絶え間なく、常に動き、足でタップし、両手を動かし、ときどき顔をしかめていたと記載しています。音声チックに関する証拠はほとんどありません。しかし、ある時には、彼はピアノから飛び上がったり、テーブルや椅子の上で飛び跳ねたり、猫のような声をだしたと記載されています。また、彼の義兄弟も次のように書いています。

私たちは、彼が大切な仕事を忙しくしている時よりも、その日常会話や行動を通して偉大な人だというのがわかりました。そんな時、彼はときどき混乱して、断続的に話しただけではなく、時には、予期しなかったような冗談を言いました。…彼は、自分の音楽をとおしての神の啓示と庶民の平凡な言葉の中に突如現われる神の啓示との明確な対比に喜びを感じていました。

このような記述から、モーツアルトは多くのトゥレット症候群の子どもたちが時々そうするように、彼の音声チックを馬鹿げた行動で隠そうとしていた節がみられます。

シムキンは、モーツアルトの強迫的行動の逸話についても記述しています。彼は好きなことを反復して話す傾向があったし、夜、床につく前に父親と歌を歌うという儀式や玩具を部屋から部屋へと運ぶリレーゲームを繰り返す傾向がありました。別の視点から、彼のこの奇妙な行動を説明することも可能ですが、強迫性障害と注意欠陥・多動性障害とを伴ったトゥレット症候群だったという診断はごく的を射ているように思われます。

もっと納得しやすいのは、サミュエル・ジョンソンの場合です。彼は有名な英文学者であり、辞書編纂家でした。サミュエル・ジョンソン（一七〇九〜一七八四）は、本屋の倅で、一七五五年に英語の辞書を編纂したことで有名になりました。その仕事の中で彼は、辞書を引く際に、その作業を簡単にする目的で索引を初めて導入しました。それは、その当時最も完全な形の辞書でした。そして、多くの版が重ねられました。皮肉にも、ジョンソンは、多分、今日、彼自身の仕事ではなく、彼の友人であり、同僚でもあるジェイムス・ボスウェルが書いた彼の伝記であり、これまでに書かれた伝記の中で最高のものの一つとされている、『サミュエル・ジョンソンの生涯』によってよく知られています。すばらしい見識と知識をもって、マレーは、トゥレット症候群の典型的な例として、ジョンソンを記述しています。

サミュエル・ジョンソンは非常に才能があり、雄弁家でした。彼は非常に強情で、例えば、アメリカの革命に激しく反対していました。そして、彼らを非常に愚かな者たちだと考えていました。彼は常に激しいチックに苛まれていましたが、非常な社交家でした。同時代のラッキー・パーカーによると、彼は、『しばしば、外見上けいれん様に始まる奇妙な動きがあり、それは激しくなり、たちまち驚きと嘲りの対象になる』のでした。彼の崇拝者である女性のファニー・バーニーは、『彼が罹っている大変な病気、それは常に手、唇、足、膝、時には全身に見られるけいれん様の動き』について述べています。多くの他のトゥレット症候群の患者のように、彼は奇異の眼で見られました。そして、女性の友だちの一人である、フランシス・レイノルドは、彼と一緒に散歩にでると、『人々が笑いながら彼の周りに集まってくる』のを経験しました。彼は若い頃、副校長の職を探しましたが、彼が顔をゆがめる（彼は止めることができなかった）ことが生徒に悪影響をあたえると考える人々から断られてしまいました。これが、私たちの知りうる限りでは、最初の悲しく、しかし、決して最後とはいえない、記録に残っているトゥレット症候群の人にたいする職業差別でした。

ボスウェルは、表情豊かにジョンソンの異常な声を記述しています。

音節の合間に、彼は様々な音をだした。時々、反芻するように、あるいは、いわゆる噛みタバコを噛むように、ある時には、口笛を吹くように、ある時には、舌を喉の奥にいれ、メンドリがクックツと鳴くように、またある時には、舌を上歯茎の裏に当て、ツー、ツー、ツーと短い息で音を出すこともあった。ときどき思慮深い顔つきで、多くは笑みを浮かべながらやっていた。議論の時には、ときどき、休憩をとった。その時、彼は絶え間ない動きと音を出すことでかなり疲れていた。そのためか、鯨のように大きな吐息をついていた。

彼は、ジョンソンの祈りの言葉やその部分的な復誦癖についても述べています。いつもではありませんが、例えば、誰かの魅力的な妻のことを話しているとき、「誘惑するな」という言葉が口をついてでました。反響言語は、彼の症状の一つでした。しかし、決して――少なくとも一般に知られているような――汚言症ではありませんでした。彼のこのような傾向は、彼の汚言症にたいする内面的な葛藤を象徴しているのかもしれません。

トゥレット症候群の患者にみられるような、衝動的およびしばしば儀式的な行動も、ボスウェルによって記述されています。

どの友人も聞き出そうという勇気がありませんでしたが、彼には奇妙な行動がありました。私にはそれが迷信的な癖のように思えました。それがいつも彼の心を偏狭にさせ、彼の心を開かせようとしませんでした。彼はドアや通路の出入りに異常な注意を払いました。ある地点から別の地点までの歩数、あるいは、右足または左足どちらの足から歩き始めるかとか（私は自分がどちらから歩き始めるのか定かではない）に異常に気を使うのでした。これは、彼がドアや通路に近づいたときにはいつも最初にする動作でした。

しかし、未治療で抑制不能のトゥレット症候群のこの男は、ロンドンで最も知的で有名な人物の一人になりました。

もう一人のずっと軽いトゥレット症候群の知識人は、フランスの作家のアンドレ・マルローです。彼のことは、ギドッティーによりわかりやすく記述されました。

アンドレ・マルロー（一九〇一～一九七六）は、文学界およびフランスの政治運動における先駆け的な役割を果たしました。彼の作品は『Man's Fate』（一九三四）と一世を風靡した『Museum Without Walls』（一九四九）です。第二次世界大戦中、マルローは、フランスレジスタンス運動の顔になり、シャルル・ド・ゴールの最初の非公式報道官になりました。その後、ドゴール内閣の一員となりました。一九六〇年代、彼はパリの記念碑や建物の浄化を始めました。古き時代の薄汚れた垢の象徴である黒色の石の上に明るい色の石をおき、実際、偉大な都市の顔を変貌させました。

マルローは子どもの頃から顔面チックがありました。それは一九六〇年代スイスで『睡眠療法』のようなものを受けたにもかかわらず、軽快、悪化を繰り返しました。彼の発する不随意的な音は、アーサー・ケスラーにより、詳細に記載されました。彼はそれがあたかもジャングルの傷ついた動物の鳴き声のようだったので、『畏敬を喚起する鼻声』と呼びました。状況証拠によると、マルローは、ハロドールによる治療を受けていた可能性があります。しかし、確かな診断は、生存中は彼自身によって、没後は遺族や医者によって秘密にされてきた彼の健康に関する論文の発表を待たなければなりません。

医者や歴史家がトゥレット症候群の特徴を知るようになるにつれ、別の歴史上の人物が死後に、この病気だったと診断されることがかなり確実になってきました。ナポレオン、ピョートル大帝、モリエールは、みんなチックがありました。しかし多分、彼らは通常外から観察される以上のチックをうまく隠していたのでしょう。

今日、トゥレット症候群の人々は、多くの異なった分野で彼らの才能を発揮しています。これらの中には、有名なルイジアナ州立大学、全米大学体育協会の勝者であり、一九八八年のオールスターに選ばれたムハマド・アブドル・ラウフ（旧名クリス・ジャクソン）のような有名な米国のプロバスケットボール選手がいます。彼は、試合の準備中には、しばしば不都合を感ずるといいますが（ユニホームを着たり、靴を履く際に）、試合中には、この病気で大きな支障をきたすことはありませんでした。彼は、現在、トゥレット協会の講演会で活躍しています。

以前はツインズの、現在はフィラデルフィア・フィリーズの外野手であるプロ野球のスター選手のジム・アイゼンライクは二十三歳までトゥレット症候群だと診断されていませんでした（クリス・ジャクソンは高校生の頃診断された）。時々、彼は球場で不都合を感じましたが、薬で抑え、印象的なプレーをし、堅実な実績を残しました。

他にも少なくとも二人のこの病気を内緒にしている大リーガーがいます。『ガッザア』として知られている、有名な欧州のサッカーのスタープレーヤーであるポール・ガスクワーニョもトゥレット症候群だと思われます。

一九九二年五月一六日、The New Yorker という雑誌に、オリバー・サックス博士は、重症のカナダの外科医のドキュメントを書きました。それには次のように書かれています。

我々は、トゥレット症候群の人々――時々、非常に重症の――に、本当に、人生のあらゆる場面で遭遇する。トゥレット症候群の作家、数学者、音楽家、俳優、ディスクジョッキー、大工、機械工、運動選手である。特殊なこと、特に、外科医のような緻密で、細かく、確実性を求められるような仕事は問題外だと考えがちだ。つい最近まで、私の考えも同様だった。しかし、今や、私は五人のトゥレット症候群の外科医を知っている。

私たちは、また、多くの『トゥレッター』が毎日、綿密で、高い技術や、勇気を必要とする世界で生きているのを知っています。かつて、マルキス・ド・ダンピエール夫人がそうだったように、孤独で引きこもる必要はありません。高い能力や才能で社会に貢献できるのですから、大志をもつべきです。社会の理解と治療の進歩により、トゥレット症候群の人たちの人生は、今後、より快適になることでしょう。

訳者あとがき㈠

私は幼年期より首を振るチックが出はじめました。単に首を不随意に動かすだけでも、生活上はとても不自由なことが多くつらいものですが、症状はそれだけにとどまりませんでした。肩のビクつきや腕の振り回し、胴体のくねらせなどの他、小学校五年生のころには口の中を噛む自傷行為で一年ほど本当に苦しみました。痛いとわかっていながら自分で口の中を噛むことがやめられない、という症状は耐え難いものでした。

その他の自傷行為としては、自分の手で背中や胴体、頭、首、肩など叩くものもあり、そのため、十五歳で左鎖骨を骨折、十八歳で第一肋骨を骨折するという災難にも遭いました。また、幼年期よりの吃音は未だに続いています。また、首振りの金属疲労的なダメージで頸椎症になり、中年になった今では、少し疲れるとすぐに首や頭、肩、背中が痛くなり困ったものです。

当時はチックという診断がありましたが、その最重症例であるトゥレット症候群という言葉は、日本の医師の間ではほとんど知られていなかったようです。聞いた話によれば、最近は医師国家試験にトゥレット症候群が出題されているそうですので、これからの患者さんには朗報かもしれません。

ふとしたことで髙木道人先生の運営されているチック（トゥレット症候群）のホームページを見つけ、そのご縁で、この本の翻訳を半分担当することになりました。そして、二〇〇一年四月に設立された日本トゥレット（チック）協会の発足にも参加させていただきました。

トゥレット症候群は、実に多様な症状が憎悪したり軽減したりするため治療も難しく、患者本人の苦痛、苦悩のみならず家族の不安や不満も大きいものです。命にかかわる重篤な難病や、いわゆる肢体不自由な障害者に比べれば見た目は障害とはいえないかもしれませんが、不随意運動による疲労や睡眠障害、ＯＣＤ、ＡＤＨＤなどの併発症状のため、患者自身とその家族の生活は見た目以上の難しさがあります。

また、学校や職場での無理解や不適応で困難に直面してきた患者や家族も多くいます。特に、二十歳前後の高等教育や初めての就労の時期にトゥレット症候群の症状の悪化で、大人としての人生のスタートにつまずく患者さんたちが多くいます。医療関係者も患者の見た目の元気さや変化する多様な症状のために、障害の重大さに気づかないことが多いと感じます。

さらに遺伝の可能性があるということで、結婚に際して難しい局面に陥る人たちの例も聞いています。幸い私は二人の子どもに恵まれ一般的な家庭生活を営んでいますが、トゥレット症候群の情報が知られるようになると、かえって遺伝の問題も大きくなってゆく感じがします。

こうした現状の中で、トゥレット症候群の研究・治療・社会的理解の進んでいるアメリカで出版された本のこの翻訳書が、チックやトゥレット症候群、そして併発症などで苦しんでおられる方々のみならず、医療関係者や雇用者、社会一般の方々に広く読まれることを希望します。そして、この不思議な病気への理解を深められ、患者やその家族が社会から暖かいまなざしで受け入れられることを期待しています。

赤井　大郎

訳者あとがき㈡

トゥレット症候群は、運動チックと音声チックとを主症状とする小児期に発症し、慢性的に経過する神経の病気です。また、この病気は、強迫性障害（ＯＣＤ）、注意欠陥・多動性障害（ＡＤＨＤ）、学習障害（ＬＤ）、気分障害、睡眠障害、不安障害などを高頻度に併発します。つまり、トゥレット症候群の患者は、重症のチックと併発症のために、家庭・学校・職場での日々の生活に苦しんでいます。

私がこの病気に出会ったのは、十数年前でした。我が子にトゥレット症候群が発症したのです。そして、その病気は我が家で猛威を奮い始めました。当時この病気の実態はもちろん、その存在さえも知らなかった私は、その頃盛んになりはじめたインターネットを利用して、全世界からトゥレット症候群の情報を集め始めました。そして、改めて日本におけるこの病気の情報の少なさを痛感しました。そのような経緯の中で、私は、トゥレット症候群のホームページを立ち上げ、その後、平成十三年四月には、患者・家族・支援者を中心に、情報交換と専門家・地域の人々とのネットワーク作りを通して、トゥレット症候群の人たちに住みやすい環境作りを目標に、日本トゥレット（チック）協会を設立しました。そして、日本語で書かれた素人向けのわかりやすい情報が欲しいと思っていました。ちょうどそんな時、東京大学（現在北里大学）児童精神科の金生由紀子先生が渡米中お探しくださったというこの本の原著(A Mind of Its Own— Tourette's Sydrome: A Story and a Guide—）を星和書店の方から薦められ、翻訳させていただくことになりました。この原著は米国トゥレット協会の会員の方々にも多く読まれているとのことですが、トゥレット症候群およびその併発症を含めた病気のことはもちろん、家庭や教育の場での問題もわかりやすく述べてあり、まさにトゥレット症候群を知るための教科書といってもいいのではないかと思います。この本が、日本におけるトゥレット症候群の存在・実態を知っていただくためのきっかけになれば幸いだと思っています。

翻訳にあたり、日本トゥレット協会の会員の皆様、特に赤井大郎氏には共訳者として、また、稲垣早苗氏には良きアドバイザーとして、協力していただきました。このような意味で、本書はトゥレット症候群の家族・当事者の力の結晶ともいえるのではないでしょうか。

最後に、翻訳の機会をお与えくださり、懇切丁寧にご指導いただきました星和書店の皆様に心からお礼申し上げます。

平成十四年　秋

髙木　道人

付　録

● 小児行動チェックリスト

このチェックリストは，読者に，どのような方法で小児の行動上の問題を評価するのかを理解していただくための参考資料です。これを使って，ご自分のお子さんの行動上の問題の評価をおすすめするためのものではありません。

● 文　献

● 索　引

（この付録部分は，本文とは逆に，一番うしろから順に頁が振られています。）

索　引

[た 行]

[な 行]

[は 行]

[ま 行]

[や 行]

[ら 行]

文　献

Children with Tourette Syndrome: A Parents' Guide, edited by Tracy Haerle with a foreword by Jim Eisenriech (Woodbine House, Rockville, MD). Ms. Haerle is the mother of a child with TS.

Handbook of Toulette's Syndrome and Related Tic and Behavioral Disorders, edited by Roger Kurlan (Marcel Dekker, New York, NY).

Tourette Syndrome: Genetics. Neurobiology, and Treatment, edited by T.N. Chase, A.J. Friedhoff, and D.J. Cohen (Raven Press, New York, NY). Volume 58 of a series entitled Advances in Neulology.

Tourette Syndrome and Human Behavior, by David E. Comings (Hope Press, Duarte, CA).

Tourette Syndrome and Tic Disorders: Clinical Understanding and Treatment, edited by D.J. Cohen, R.D. Bruun, and J.F. Leckman (John Wiley, New York, NY).

Attention Deficit Disorder in Adults: Practical Help for Sufferers and their Spouses, by Lynn Weiss (Taylor Publishing Co., Dallas, TX). Contains case histories and much practical information on support groups and state-by-state resources.

Attention-Deficit Hyperactivity Disorder; A Clinical Guide to Diagnosis and Treatment, by Larry B. Silver (American Psychiatric Press, Washington, DC).

The Boy Who Couldn't Stop Washing: The Experience and Treatment of Obsessive-Compulsive Disorder, by Judith L. Rapoport (Dutton, New York, NY). Case histories, explanations, and commentary on OCD.

Dr. Larry Silver's Advice to Parents on Attention-Deficit Hyperactivity Disorder, by Larry B. Silver (American Psychiatric

Press, Washington, DC).

How to Live with Your Childlen: A Guide for Parents Using a Positive Approach to Child Behavior, by Don H. Fontenelle (Fisher Books, Tucson, AZ).

Contains practical advice and chapters on specific disorders such as Tourette's syndrome.

The Hyperactive Child. Adolescent and Adult: Attention-Deficit Disorder Through the Life Span, by Paul H. Wender (Oxford University Press, New York, NY).

Obsessive-Compulsive Disorder in Children and Adults, edited by Judith L. Rapoport (American Psychiatric Press, Washington, DC).

Putting on the Brakes: Young People's Guide to Understanding Attention Deficit Hyperactivity Disorder (ADHD), by Patricia O. Quinn and Judith M. Stem (Magination Press, NY). A short book with many illustrations written for children.

Stop Obsessing! How to Overcome your Obsessions and Compulsions, by Edna B. Foa and Reid Wilson (Bantam Books, New York, NY). A self-help book written by renowned experts in behavior therapy.

Attention Deficit Hyperactivity Disorder: A Handbook for Diagnosis and Treatment, by Russell A. Barkley (Guilford Press, New York, NY). The up-dated version of the classic reference book on the subject.

小児行動チェックリスト（4〜18歳用）

病院使用欄
ID

お子様の名前				ご両親の現在または過去のお仕事 （具体的にお書き下さい．例：自動車工，高校教師，大工，工場労働者，旋盤工，履物販売員，軍人など） お父さんのお仕事 ＿＿＿＿＿＿ お母さんのお仕事 ＿＿＿＿＿＿
性 □男　□女	年齢	人種		
日付 ＿＿＿年＿＿月＿＿日		生年月日 ＿＿＿年＿＿月＿＿日		お答えになっているのは（名前） □母親 ＿＿＿＿＿＿ □父親 ＿＿＿＿＿＿ □その他（続柄） ＿＿＿＿＿＿
学年 ＿＿＿ 未就学 □	お子さんの行動に関する下記の質問に，ご自身の考えでお答えください．また，他にご意見がありましたら，次ページの空欄に自由にお書きください．			

I. お子さんが好きなスポーツは何ですか．例：水泳，野球，スケート，スケートボード，バイク乗り，釣りなど

□なし

	同年齢の子供と比べて，そのスポーツに費やす時間はどうですか？				同年齢の子供と比べて，そのスポーツに長けていますか？			
	わからない	平均より少ない	平均	平均より多い	わからない	平均より劣る	平均	平均より優れる
a. ＿＿＿＿＿＿	□	□	□	□	□	□	□	□
b. ＿＿＿＿＿＿	□	□	□	□	□	□	□	□
c. ＿＿＿＿＿＿	□	□	□	□	□	□	□	□

II. お子さんがスポーツ以外で好きな趣味，活動，ゲームは何ですか．例：切手集め，人形遊び，読書，楽器演奏，工作，自動車遊び，歌唱など（ラジオやテレビを聞いたり見たりすることは除く）

□なし

	同年齢の子供と比べて，それに費やす時間はどうですか？				同年齢の子供と比べて，それに長けていますか？			
	わからない	平均より少ない	平均	平均より多い	わからない	平均より劣る	平均	平均より優れる
a. ＿＿＿＿＿＿	□	□	□	□	□	□	□	□
b. ＿＿＿＿＿＿	□	□	□	□	□	□	□	□
c. ＿＿＿＿＿＿	□	□	□	□	□	□	□	□

III. お子さんは何かの会，クラブ，チーム，グループに参加していますか？

□なし

	同年齢の子供と比べて，そのグループの参加に積極的ですか？			
	わからない	積極的でない	ふつう	積極的である
a. ＿＿＿＿＿＿	□	□	□	□
b. ＿＿＿＿＿＿	□	□	□	□
c. ＿＿＿＿＿＿	□	□	□	□

IV. お子さんは何かの仕事かお手伝いをしていますか．例：ビラ配り，ベビーシッター，ベッドメイキング，店員など（有給か無給かは問いません）

□なし

	同年齢の子供と比べて，それをうまく行なうことができますか？			
	わからない	平均より劣る	平均	平均より優れる
a. ＿＿＿＿＿＿	□	□	□	□
b. ＿＿＿＿＿＿	□	□	□	□
c. ＿＿＿＿＿＿	□	□	□	□

V. 1. お子さんには親しい友達が何人くらいいますか？（兄弟・姉妹は含みません）
□なし　□1人　□2，3人　□4人以上

2. お子さんは，学校以外で週に何回くらい友達と一緒に遊びますか？
（兄弟・姉妹は含みません）
□1回以下　□1，2回　□3回以上

VI. 次の項目について，お子さんは同年齢の子供と比べていかがでしょうか？

	わるい	ふつう	よい	
a. 兄弟・姉妹と仲がいいですか？	□	□	□	□ 一人っ子
b. よその子供たちと仲がいいですか？	□	□	□	
c. ご両親とうまくやっていますか？	□	□	□	
d. 1人で遊んだり勉強しますか？	□	□	□	

VII. 1. 学童期（6歳以上）のお子さんの学習状態についてお聞きします．就学していない場合には，その理由をお書き下さい．

		劣る	平均より劣る	平均	平均以上
	a. 読み書き	□	□	□	□
	b. 歴史または社会の学習	□	□	□	□
	c. 計算または算数	□	□	□	□
	d. 科学	□	□	□	□
他の教科—例：コンピューター，外国語，経営，ただし，体育，販売，運転などは除く	e. ＿＿＿＿＿＿	□	□	□	□
	f. ＿＿＿＿＿＿	□	□	□	□
	g. ＿＿＿＿＿＿	□	□	□	□

2. お子さんは通級学級または養護学校に通っていますか？
□いいえ　□はい．どんな種類の通級学級または学校ですか？

3. お子さんは留年したことがありますか？
□いいえ　□はい．何年生のときで，その理由はなぜですか？

3. お子さんは学校で，学習またはそれ以外のことで問題がありますか？
□いいえ　□はい．その内容をお書き下さい．

その問題はいつから起きましたか？
その問題はいつ解決しましたか？　□いいえ　□はい．いつ？

お子さんは，どんな病気，身体障害，精神障害をお持ちですか？
□いいえ　□はい．その内容をお書き下さい．

お子さんのことで，ご心配なことはなんですか？

お子さんの最もよい点をお書きください．

お子さんに，下記の項目が現在または最近6カ月以内にみられた場合にお答えください．当てはまる，またはしばしば当てはまる場合には2を，やや，またはときどき当てはまる場合には1を，当てはまらない場合には0を○で囲んで下さい．できるだけ全問にお答えくださるようにお願いいたします．

0 1 2　1. 年齢の割には行動が幼い
0 1 2　2. アレルギーがある(詳しく書いてください)
0 1 2　3. 議論好きである
0 1 2　4. 喘息がある
0 1 2　5. 男らしく（女らしく）ない
0 1 2　6. トイレ以外で排泄する
0 1 2　7. 自慢したり，時にはホラを吹くことがある
0 1 2　8. 集中や注意が長続きしない
0 1 2　9. こだわりが強い；強迫思考(詳しく書いてください)
0 1 2　10. じっとしていられない，または多動である
0 1 2　11. 大人にまとわりつく，または依存的である
0 1 2　12. さびしがりやである
0 1 2　13. 混乱している，またはボーっとしているようにみえる
0 1 2　14. 泣き虫である
0 1 2　15. 動物にたいして残虐である
0 1 2　16. 他人にたいして残忍，乱暴，卑劣である
0 1 2　17. 白昼夢，または何かの考えに囚われている
0 1 2　18. わざと自分を痛めつけたり，自殺未遂をする
0 1 2　19. 異常に注意を引きたがる
0 1 2　20. 自分の物を破壊する
0 1 2　21. 家族や他人の物を破壊する
0 1 2　22. 家庭で言うことをきかない
0 1 2　23. 学校で言うことをきかない
0 1 2　24. 食欲がない
0 1 2　25. 他の子供たちと仲良くできない
0 1 2　26. 悪いことをした後で，反省しているようにみえない
0 1 2　27. 嫉妬深い
0 1 2　28. 食べ物でない物を食べたり，飲んだりする―麻薬は除く(詳しく書いてください)
0 1 2　29. 学校は除いて，ある特定の動物，状況，場所を怖がる(詳しく書いてください)
0 1 2　30. 学校へ行くのを怖がる
0 1 2　31. 何か悪いことを考えたり，したりしてしまうのではないかと怖がる
0 1 2　32. 完璧でなければならないと感じている
0 1 2　33. 誰からも愛されていないと感じている
0 1 2　34. 他人から疎まれていると感じている
0 1 2　35. 価値がない，または劣っていると感じている
0 1 2　36. ひどい怪我をしたり，事故を起こしがちである
0 1 2　37. 喧嘩好きである
0 1 2　38. ひどくいじめられがちである
0 1 2　39. 問題のある友達と付き合っている
0 1 2　40. 実際に存在しない音や声を聞く(詳しく書いてください)
0 1 2　41. 衝動的または考える前に行動する
0 1 2　42. 人と一緒にいるよりも1人でいる傾向にある
0 1 2　43. 嘘をついたり，騙したりする
0 1 2　44. 爪噛みをする
0 1 2　45. 神経質，過敏またはいつも異常に緊張している
0 1 2　46. 神経質に動いたり，チックをしている(詳しく書いてください)
0 1 2　47. 悪夢をよくみる
0 1 2　48. 他の子供たちから嫌われる
0 1 2　49. 便秘がちである
0 1 2　50. 異常に恐れたり，不安がったりする
0 1 2　51. めまいを感じる
0 1 2　52. 罪を強く感じすぎる
0 1 2　53. 過食傾向がある
0 1 2　54. 過労ぎみである
0 1 2　55. 肥満傾向がある
　　　　56. 明らかな医学的異常がないのに，体調が悪い：
0 1 2　　a. 鋭いまたは鈍い痛み(頭痛は除く)
0 1 2　　b. 頭痛

（付録10）

0 1 2 c. 嘔気
0 1 2 d. 目の異常（詳しく書いてください）
0 1 2 e. 発疹などの皮膚の異常
0 1 2 f. 腹痛
0 1 2 g. 嘔吐
0 1 2 h. その他（詳しく書いてください）
0 1 2 57. 他人に暴力を振るう
0 1 2 58. 鼻，皮膚または体のある部分をひっかく（詳しく書いてください）
0 1 2 59. 公共の面前で性器をもてあそぶ
0 1 2 60. 頻繁に性器をもてあそぶ
0 1 2 61. 学校での活動がうまくいかない
0 1 2 62. 協調運動がうまくできない，または不器用である
0 1 2 63. 年長の子供たちと遊びたがる
0 1 2 64. 年少の子供たちと遊びたがる
0 1 2 65. 話したがらないことがある
66. ある行動を何度も繰り返すことがある；強迫行為（詳しく書いてください）
0 1 2 67. 家出することがある
0 1 2 68. 頻繁に金切り声をあげる
0 1 2 69. 秘密主義である
0 1 2 70. 実際に存在しないものがみえる（詳しく書いてください）
0 1 2 71. 内気またはあがりやすい
0 1 2 72. 興奮しやすい
0 1 2 73. 性的問題がある（詳しく書いてください）
0 1 2 74. かっこつけをしたり，おどけたりする
0 1 2 75. 恥ずかしがりや，または臆病である
0 1 2 76. 他の子供たちよりも睡眠時間が少ない
0 1 2 77. 昼夜を問わず，他の子供たちよりもよく眠る
0 1 2 78. 糞便をこねたり，もて遊んだりする
0 1 2 79. 言語障害がある（詳しく書いてください）
0 1 2 80. ぽかーんとして，一点を見つめていることがある
0 1 2 81. 家で盗みをする
0 1 2 82. 家の外で，盗みをする
0 1 2 83. 不必要なものを貯め込む（詳しく書いてください）
0 1 2 84. 奇妙な行動をする（詳しく書いてください）
0 1 2 85. 奇妙な考え方をする（詳しく書いてください）
0 1 2 86. 強情で，不機嫌だったり，イライラしやすい
0 1 2 87. 突然気分や感情が変わりやすい
0 1 2 88. ひどくすねる
0 1 2 89. 疑い深い
0 1 2 90. 汚言がある
0 1 2 91. 死にたいという
0 1 2 92. 眠ったままで話をしたり，歩いたりする（詳しく書いてください）
0 1 2 93. おしゃべりである
0 1 2 94. ひどいいじめをする
0 1 2 95. 癇癪をおこす
0 1 2 96. 頻繁に性的なことを考えてしまう
0 1 2 97. 人を脅すことがある
0 1 2 98. 指しゃぶりをする
0 1 2 99. 整理・清潔に極端にこだわりがある
0 1 2 100. 睡眠障害がある（詳しく書いてください）
0 1 2 101. ずる休みをする
0 1 2 102. 動作がのろく，活発でない
0 1 2 103. 沈んでいて，うつ的である
0 1 2 104. 異常に騒々しい
0 1 2 105. 酒を飲んだり，麻薬をやっている（詳しく書いてください）
0 1 2 106. はでな破壊行動をする
0 1 2 107. 失禁がある
0 1 2 108. 夜尿がある
0 1 2 109. 鼻鳴らしがある
0 1 2 110. 異性になりたがっている
0 1 2 111. 引きこもっている
0 1 2 112. 心配性である
0 1 2 113. お子さんについて心配なことを自由にお書きください

訳者紹介

赤井大郎（あかい だいろう）

東京大学工学部，同修士課程修了

㈱三菱総合研究所，University of Queensland 奨学生，Memtec Ltd.

などを経て，現在，大学図書館司書．産業翻訳などにも従事

日本トゥレット（チック）協会会員

E-mail：akaid@wb3.so-net.ne.jp

高木道人（たかぎ みちと）

外科医

2001年4月「日本トゥレット（チック）協会」設立，代表

著書に，「トゥレット症候群（チック）—脳と心と発達を解くひとつの鍵—」(共編著，星和書店)，訳書に「トゥレット症候群を生きる—止めどなき衝動—」(星和書店）などがある．

日本トゥレット（チック）協会（TSAJ）

TEL/FAX: 042-325-4785

E-mail: fushicho-21c@dab.hi-ho.ne.jp

URL: http://www.dab.hi-ho.ne.jp/fushicho-21c

みんなで学ぶトゥレット症候群

2003年3月1日　初版第1刷発行

著　者　Ruth Dowling Bruun，Bertel Bruun

訳　者　赤井大郎　高木道人

発行者　石澤雄司

発行所　株式会社星和書店

東京都杉並区上高井戸 1-2-5

電 話　03 (3329) 0031（営業部）／(3329) 0033（編集部）

FAX　03 (5374) 7186

ISBN4-7911-0495-1